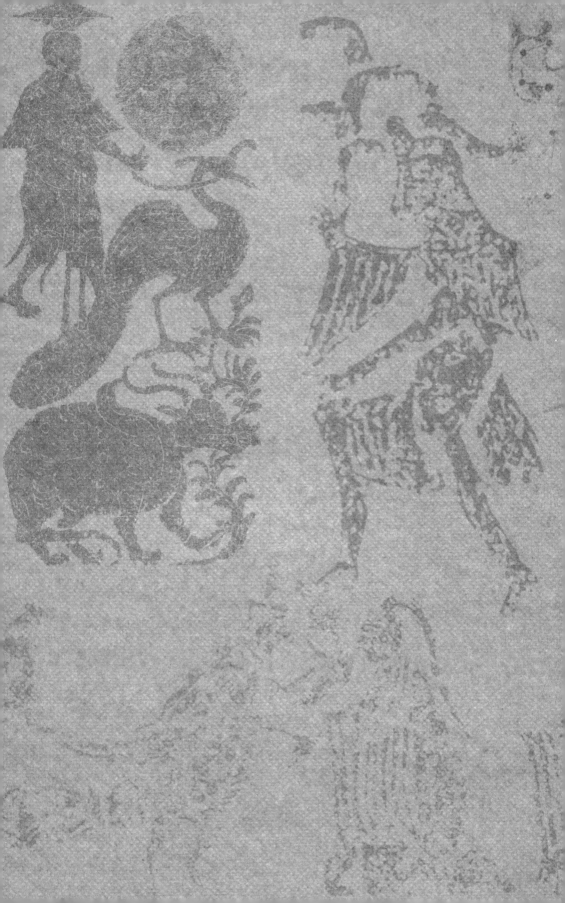

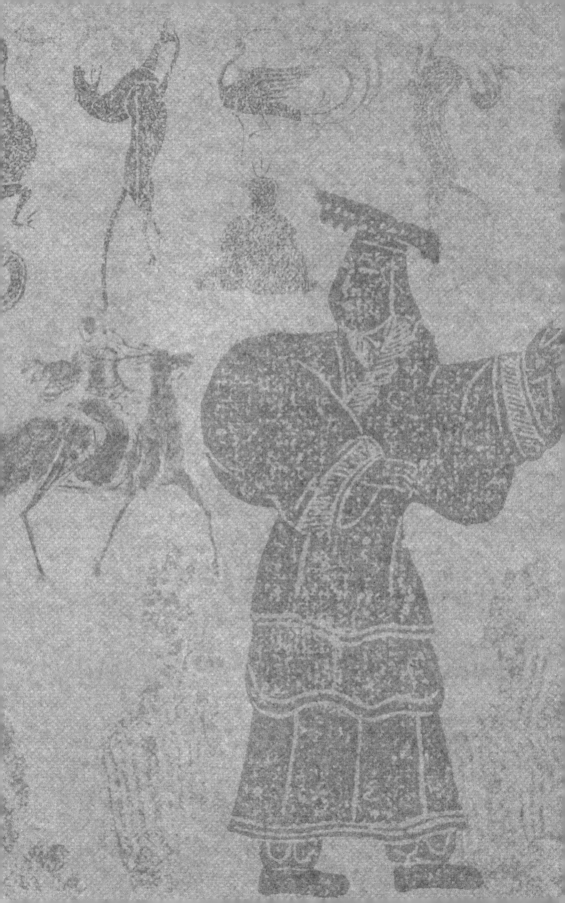

中国古医籍整理丛书

妇 科 指 归

清·曾鼎 辑

陈建仁 校注

中国中医药出版社

·北 京·

图书在版编目（CIP）数据

妇科指归/（清）曾鼎辑；陈建仁校注．—北京：中国中医药出版社，2015.12

（中国古医籍整理丛书）

ISBN 978 – 7 – 5132 – 2966 – 1

Ⅰ．①妇… Ⅱ．①曾… ②陈… Ⅲ．①中医妇科学 – 中国 – 清代 Ⅳ．①R271.1

中国版本图书馆 CIP 数据核字（2015）第 291336 号

中 国 中 医 药 出 版 社 出 版
北京市朝阳区北三环东路 28 号易亨大厦 16 层
邮政编码 100013
传真 010 64405750
三河市鑫金马印装有限公司印刷
各地新华书店经销

*

开本 710×1000 1/16 印张 11.25 字数 76 千字
2015 年 12 月第 1 版 2015 年 12 月第 1 次印刷
书 号 ISBN 978 – 7 – 5132 – 2966 – 1

*

定价 35.00 元
网址 www.cptcm.com

社长热线 010 64405720
购书热线 010 64065415 010 64065413
微信服务号 zgzyycbs
书店网址 csln.net/qksd/
官方微博 http://e.weibo.com/cptcm
淘宝天猫网址 http://zgzyycbs.tmall.com

国家中医药管理局
中医药古籍保护与利用能力建设项目
组织工作委员会

主 任 委 员 王国强

副 主 任 委 员 王志勇　李大宁

执 行 主 任 委 员 曹洪欣　苏钢强　王国辰　欧阳兵

执行副主任委员 李　昱　武　东　李秀明　张成博

委　　　　员

各省市项目组分管领导和主要专家

（山东省）武继彪　欧阳兵　张成博　贾青顺

（江苏省）吴勉华　周仲瑛　段金廒　胡　烈

（上海市）张怀琼　季　光　严世芸　段逸山

（福建省）阮诗玮　陈立典　李灿东　纪立金

（浙江省）徐伟伟　范永升　柴可群　盛增秀

（陕西省）黄立勋　呼　燕　魏少阳　苏荣彪

（河南省）夏祖昌　刘文第　韩新峰　许敬生

（辽宁省）杨关林　康廷国　石　岩　李德新

（四川省）杨殿兴　梁繁荣　余曙光　张　毅

各项目组负责人

王振国（山东省）　王旭东（江苏省）　张如青（上海市）

李灿东（福建省）　陈勇毅（浙江省）　焦振廉（陕西省）

蔡永敏（河南省）　鞠宝兆（辽宁省）　和中浚（四川省）

项目专家组

顾　问　马继兴　张灿玾　李经纬

组　长　余瀛鳌

成　员　李致忠　钱超尘　段逸山　严世芸　鲁兆麟
　　　　郑金生　林端宜　欧阳兵　高文柱　柳长华
　　　　王振国　王旭东　崔　蒙　严季澜　黄龙祥
　　　　陈勇毅　张志清

项目办公室（组织工作委员会办公室）

主　任　王振国　王思成

副主任　王振宇　刘群峰　陈榕虎　杨振宁　朱毓梅
　　　　刘更生　华中健

成　员　陈丽娜　邱　岳　王　庆　王　鹏　王春燕
　　　　郭瑞华　宋咏梅　周　扬　范　磊　张永泰
　　　　罗海鹰　王　爽　王　捷　贺晓路　熊智波

秘　书　张丰聪

前 言

中医药古籍是传承中华优秀文化的重要载体，也是中医学传承数千年的知识宝库，凝聚着中华民族特有的精神价值、思维方法、生命理论和医疗经验，不仅对于传承中医学术具有重要的历史价值，更是现代中医药科技创新和学术进步的源头和根基。保护和利用好中医药古籍，是弘扬中国优秀传统文化、传承中医学术的必由之路，事关中医药事业发展全局。

1949 年以来，在政府的大力支持和推动下，开展了系统的中医药古籍整理研究。1958 年，国务院科学规划委员会古籍整理出版规划小组在北京成立，负责指导全国的古籍整理出版工作。1982 年，国务院古籍整理出版规划小组召开全国古籍整理出版规划会议，制定了《古籍整理出版规划（1982—1990）》，卫生部先后下达了两批 200 余种中医古籍整理任务，掀起了中医古籍整理研究的新高潮，对中医文化与学术的弘扬、传承和发展，发挥了极其重要的作用，产生了不可估量的深远影响。

2007 年《国务院办公厅关于进一步加强古籍保护工作的意见》明确提出进一步加强古籍整理、出版和研究利用，以及

"保护为主、抢救第一、合理利用、加强管理"的方针。2009年《国务院关于扶持和促进中医药事业发展的若干意见》指出，要"开展中医药古籍普查登记，建立综合信息数据库和珍贵古籍名录，加强整理、出版、研究和利用"。《中医药创新发展规划纲要（2006—2020）》强调继承与创新并重，推动中医药传承与创新发展。

2003～2010年，国家财政多次立项支持中国中医科学院开展针对性中医药古籍抢救保护工作，在中国中医科学院图书馆设立全国唯一的行业古籍保护中心，影印抢救濒危珍本、孤本中医古籍1640余种；整理发布《中国中医古籍总目》；遴选351种孤本收入《中医古籍孤本大全》影印出版；开展了海外中医古籍目录调研和孤本回归工作，收集了11个国家和2个地区137个图书馆的240余种书目，基本摸清流失海外的中医古籍现状，确定国内失传的中医药古籍共有220种，复制出版海外所藏中医药古籍133种。2010年，国家财政部、国家中医药管理局设立"中医药古籍保护与利用能力建设项目"，资助整理400余种中医药古籍，并着眼于加强中医药古籍保护和研究机构建设，培养中医古籍整理研究的后备人才，全面提高中医药古籍保护与利用能力。

在此，国家中医药管理局成立了中医药古籍保护和利用专家组和项目办公室，专家组负责项目指导、咨询、质量把关，项目办公室负责实施过程的统筹协调。专家组成员对古籍整理研究具有丰富的经验，有的专家从事古籍整理研究长达70余年，深知中医药古籍整理研究的重要性、艰巨性与复杂性，履行职责认真务实。专家组从书目确定、版本选择、点校、注释等各方面，为项目实施提供了强有力的专业指导。老一辈专家的学术水平和智慧，是项目成功的重要保证。项目承担单位山东中医药大学、南京中医药大学、上海中医药大学、福建中医药大学、浙江省中医药研究院、陕西省中医药研究院、河南省中医药研究院、辽宁中医药大学、成都中医药大学及所在省市中医药管理部门精心组织，充分发挥区域间互补协作的优势，并得到承担项目出版工作的中国中医药出版社大力配合，全面推进中医药古籍保护与利用网络体系的构建和人才队伍建设，使一批有志于中医学术传承与古籍整理工作的人才凝聚在一起，研究队伍日益壮大，研究水平不断提高。

本着"抢救、保护、发掘、利用"的理念，该项目重点选择近60年未曾出版的重要古医籍，综合考虑所选古籍的保护价值、学术价值和实用价值。400余种中医药古籍涵盖了医经、基础理论、诊法、伤寒金匮、温病、本草、方书、内科、外科、女科、儿科、伤科、眼科、咽喉口齿、针灸推拿、养生、医案医话医论、医史、临证综合等门类，跨越唐、宋、金元、明以迄清末。全部古籍均按照项目办公室组织完成的行业标准《中医古籍整理规范》及《中医药古籍整理细则》进行整理校注，绝大多数中医药古籍是第一次校注出版，一批孤本、稿本、抄本更是首次整理面世。对一些重要学术问题的研究成果，则集中收录于各书的"校注说明"或"校注后记"中。

"既出书又出人"是本项目追求的目标。近年来，中医药古籍整理工作形势严峻，老一辈逐渐退出，新一代普遍存在整理研究古籍的经验不足、专业思想不坚定等问题，使中医古籍整理面临人才流失严重、青黄不接的局面。通过本项目实施，搭建平台，完善机制，培养队伍，提升能力，经过近5年的建设，锻炼了一批优秀人才，老中青三代齐聚一堂，有效地稳定了研究队伍，为中医药古籍整理工作的开展和中医文化与学术的传承提供必备的知识和人才储备。

本项目的实施与《中国古医籍整理丛书》的出版，对于加强中医药古籍文献研究队伍建设、建立古籍研究平台，提高古籍整理水平均具有积极的推动作用，对弘扬我国优秀传统文化，推进中医药继承创新，进一步发挥中医药服务民众的养生保健与防病治病作用将产生深远影响。

第九届、第十届全国人大常委会副委员长许嘉璐先生，国家卫生计生委副主任、国家中医药管理局局长、中华中医药学会会长王国强先生，我国著名医史文献专家、中国中医科学院马继兴先生在百忙之中为丛书作序，我们深表敬意和感谢。

由于参与校注整理工作的人员较多，水平不一，诸多方面尚未臻完善，希望专家、读者不吝赐教。

国家中医药管理局中医药古籍保护与利用能力建设项目办公室
二〇一四年十二月

许 序

"中医"之名立，迄今不逾百年，所以冠以"中"字者，以别于"洋"与"西"也。慎思之，明辨之，斯名之出，无奈耳，或亦时人不甘泯没而特标其犹在之举也。

前此，祖传医术（今世方称为"学"）绵延数千载，救民无数；华夏屡遭时疫，皆仰之以度困厄。中华民族之未如印第安遭染殖民者所携疾病而族灭者，中医之功也。

医兴则国兴，国强则医强。百年运衰，岂但国土肢解，五千年文明亦不得全，非遭泯灭，即蒙冤扭曲。西方医学以其捷便速效，始则为传教之利器，继则以"科学"之冕畅行于中华。中医虽为内外所夹击，斥之为蒙昧，为伪医，然四亿同胞衣食不保，得获西医之益者甚寡，中医犹为人民之所赖。虽然，中国医学日益陵替，乃不可免，势使之然也。呜呼！覆巢之下安有完卵？

嗣后，国家新生，中医旋即得以重振，与西医并举，探寻结合之路。今也，中华诸多文化，自民俗、礼仪、工艺、戏曲、历史、文学，以至伦理、信仰，皆渐复起，中国医学之兴乃属必然。

迄今中医犹为国家医疗系统之辅，城市尤甚。何哉？盖一则西医赖声、光、电技术而于 20 世纪发展极速，中医则难见其进。二则国人惊羡西医之"立竿见影"，遂以为其事事胜于中医。然西医已自觉将入绝境：其若干医法正负效应相若，甚或负远逾于正；研究医理者，渐知人乃一整体，心、身非如中世纪所认定为二对立物，且人体亦非宇宙之中心，仅为其一小单位，与宇宙万象万物息息相关。认识至此，其已向中国医学之理念"靠拢"矣，虽彼未必知中国医学何如也。唯其不知中国医理何如，纯由其实践而有所悟，益以证中国之认识人体不为伪，亦不为玄虚。然国人知此趋向者，几人？

国医欲再现宋明清高峰，成国中主流医学，则一须继承，一须创新。继承则必深研原典，激清汰浊，复吸纳西医及我藏、蒙、维、回、苗、彝诸民族医术之精华；创新之道，在于今之科技，既用其器，亦参照其道，反思己之医理，审问之，笃行之，深化之，普及之，于普及中认知人体及环境古今之异，以建成当代国医理论。欲达于斯境，或需百年欤？予恐西医既已醒悟，若加力吸收中医精粹，促中医西医深度结合，形成 21 世纪之新医学，届时"制高点"将在何方？国人于此转折之机，能不忧虑而奋力乎？

予所谓深研之原典，非指一二习见之书、千古权威之作；就医界整体言之，所传所承自应为医籍之全部。盖后世名医所著，乃其秉诸前人所述，总结终生行医用药经验所得，自当已成今世、后世之要籍。

盛世修典，信然。盖典籍得修，方可言传言承。虽前此 50 余载已启医籍整理、出版之役，惜旋即中辍。阅 20 载再兴整理、出版之潮，世所罕见之要籍千余部陆续问世，洋洋大观。

今复有"中医药古籍保护与利用能力建设"之工程，集九省市专家，历经五载，董理出版自唐迄清医籍，都 400 余种，凡中医之基础医理、伤寒、温病及各科诊治、医案医话、推拿本草，俱涵盖之。

噫！璐既知此，能不胜其悦乎？汇集刻印医籍，自古有之，然孰与今世之盛且精也！自今而后，中国医家及患者，得览斯典，当于前人益敬而畏之矣。中华民族之屡经灾难而益蕃，乃至未来之永续，端赖之也，自今以往岂可不后出转精乎？典籍既蜂出矣，余则有望于来者。

谨序。

第九届、十届全国人大常委会副委员长

许嘉璐

二〇一四年冬

王 序

  中医学是中华民族在长期生产生活实践中，在与疾病作斗争中逐步形成并不断丰富发展的医学科学，是中国古代科学的瑰宝，为中华民族的繁衍昌盛作出了巨大贡献，对世界文明进步产生了积极影响。时至今日，中医学作为我国医学的特色和重要医药卫生资源，与西医学相互补充、相互促进、协调发展，共同担负着维护和促进人民健康的任务，已成为我国医药卫生事业的重要特征和显著优势。

  中医药古籍在存世的中华古籍中占有相当重要的比重，不仅是中医学术传承数千年最为重要的知识载体，也是中医为中华民族繁衍昌盛发挥重要作用的历史见证。中医药典籍不仅承载着中医的学术经验，而且蕴含着中华民族优秀的思想文化，凝聚着中华民族的聪明智慧，是祖先留给我们的宝贵物质财富和精神财富。加强对中医药古籍的保护与利用，既是中医学发展的需要，也是传承中华文化的迫切要求，更是历史赋予我们的责任。

  2010 年，国家中医药管理局启动了中医药古籍保护与利用能力建设项目。这既是传承中医药的重要工程，也是弘扬优秀民族文化的重要举措，不仅能够全面推进中医药的有效继承和创新发展，为维护人民健康做出贡献，也能够彰显中华民族的璀璨文化，为实现中华民族伟大复兴的中国梦作出贡献。

相信这项工作一定能造福当今，嘉惠后世，福泽绵长。

国家卫生与计划生育委员会副主任

国家中医药管理局局长

中华中医药学会会长

王国强

二〇一四年十二月

马 序

　　新中国成立以来，党和国家高度重视中医药事业发展，重视古籍的保护、整理和研究工作。自 1958 年始，国务院先后成立了三届古籍整理出版规划小组，分别由齐燕铭、李一氓、匡亚明担任组长，主持制订了《整理和出版古籍十年规划 (1962—1972)》《古籍整理出版规划（1982—1990)》《中国古籍整理出版十年规划和"八五"计划（1991—2000)》等，而第三次规划中医药古籍整理即纳入其中。1982 年 9 月，卫生部下发《1982—1990 年中医古籍整理出版规划》，1983 年 1 月，中医古籍整理出版办公室正式成立，保证了中医古籍整理出版规划的实施。2002 年 2 月，《国家古籍整理出版"十五"(2001—2005）重点规划》经新闻出版署和全国古籍整理出版规划领导小组批准，颁布实施。其后，又陆续制定了国家古籍整理出版"十一五"和"十二五"重点规划。国家财政多次立项支持中国中医科学院开展针对性中医药古籍抢救保护工作，文化部在中国中医科学院图书馆专门设立全国唯一的行业古籍保护中心，国家先后投入中医药古籍保护专项经费超过 3000 万元，影印抢救濒危珍、善、孤本中医古籍1640余种，开展了海外中医古籍目录调研和孤本回归工作。2010年，国家财政部、国家中医药管理局安排国家公共卫生专项资金，设立了"中医药古籍保护与利用能力建设项目"，这是继1982～1986年第一批、第二批重要中医药古籍整理之后的又一次大规模古籍整理工程，重点整理新中国成立后未曾出版的重要古籍，目标是形成并普及规范的通行本、传世本。

为保证项目的顺利实施，项目组特别成立了专家组，承担咨询和技术指导，以及古籍出版之前的审定工作。专家组中的许多成员虽逾古稀之年，但老骥伏枥，孜孜不倦，不仅对项目进行宏观指导和质量把关，更重要的是通过古籍整理，以老带新，言传身教，培养一批中医药古籍整理研究的后备人才，促进了中医药古籍保护和研究机构建设，全面提升了我国中医药古籍保护与利用能力。

作为项目组顾问之一，我深感中医药古籍保护、抢救与整理工作的重要性和紧迫性，也深知传承中医药古籍整理经验任重而道远。令人欣慰的是，在项目实施过程中，我看到了老中青三代的紧密衔接，看到了大家的坚持和努力，看到了年轻一代的成长。相信中医药古籍整理工作的将来会越来越好，中医药学的发展会越来越好。

欣喜之余，以是为序。

中国中医科学院研究员

马继兴

二〇一四年十二月

校注说明

　　《妇科指归》四卷，清代医家曾鼎辑。曾鼎，字亦峦，号香田，江西南城人。大约生于 1735 年，卒年不详。少时习举子业，因其父精于医学，思继承父志，遂以习医为业。长年沉潜于《灵》《素》之间，终有所得。其学以阴阳为本，重视脉学，尤擅长妇、幼二科。其著作共四种：《痘疹会通》《妇科指归》《幼科指归》《医宗备要》。

　　《妇科指归》刊于嘉庆十九年甲戌（1814），系《曾氏医书四种》之一。全书共四卷。卷一总论男女禀赋、经脉、形色之异别与月经病证治；卷二论安胎、保产诸法及临产须知；卷三论产后诸疾；卷四论妇科杂病，并列妇科通治方七十余首，末附妇幼两科合用药性炒制总论和妇幼两科合用药性。曾氏认为妇科诸病，其本不离阴阳，其源皆归《内经》。因此，曾氏遵《内经》之旨，结合先贤妇科学术经验，论治女子常见病证。立论平允，处方细腻。本书现存清嘉庆十九年甲戌（1814）忠恕堂刻本、清解经书屋抄本两种足本。其中清嘉庆十九年忠恕堂刻本为初刻本，未见重刻本。解经书屋抄本为刻本之抄本。另外，还有《竟成堂医书三种·摘录妇科指归产后方》摘抄本书卷三、卷四部分内容。本次整理以忠恕堂刻本为底本，解经书屋抄本（简称"抄本"）为主校本。又以《宁坤秘籍》《胎产新书》等书之通行本为他校本。兹将校注原则说明如下：

　　1. 采用简体字横排并对原书进行标点。

　　2. 原书中"右""左"表示前后文者，径改为"上""下"。

3. 原书中一般笔画之误，予以径改，不出校记。

4. 底本中的异体字、古字、俗体字，予以径改，不出校记。

5. 底本中的通假字，保留原字，于首见处出注说明。

6. 生僻字词，于首见处进行简要注释。

7. 底本与校本有异，可以确认底本讹误者，据校本改并出校说明；文义均通者，不出校，悉从底本。

8. 凡底本、校本中均明显脱误衍倒之处，信而有征者，予以改正，并出校说明；无明显证据者，出校存疑。

9. 原书中的药名用字，以当今通行写法律齐，如"紫菀"作"紫菀"，"香茹"作"香薷"。

10. 原书目录有"逢方必录"的特点，为便于读者查阅，保留原貌；其中与正文互异者，据正文实际内容修改。

自 序

　　诸子百家之书误人多矣，其误人在心术。医书亦有误人者，则误及性命。吁！可伤也。伏羲氏画八卦，于是有阴阳之道、五行之数，而疾病医理未有明文。至神农氏尝百草、辨五味，以达之五脏六腑，贯通经络。又有黄帝氏与其臣岐伯，穷天地五行二气之理、六淫八风①之气，与人禀五行二气以生，生生不息之源，著为《素问》《灵枢》等经，流传万世，然读者罕能解之，相沿既久，不无失实。迨仲景、东垣、丹溪诸先生祖述神明，以八法十二科②辨症定方，变动权衡，至周以密。近世不知谁实作俑，假景岳以立说，编为《景岳全书》，其法专以补病为治病。夫人秉阴阳气血，苟无偏害，何有于病？既病矣，则当有以除之，奈何以补为治乎？喻子嘉言弃举子业，悉心岐黄，穷究《内经》，通会脉理，因见忌于乡邦，僻③洪都④而走浙，幸遇知者，其道遂行，著《医门法律》，意则显微阐幽，论则分经晰纬，其可依归，而卒未见有咀髓吸液者，良可叹耳！鼎先君子⑤以医学名世，鼎虽不敏，窃思继志。初读《内经》，

---

① 八风：指东方婴儿风，南方大弱风，西方刚风，北方大刚风，东北方凶风，东南方弱风，西南方谋风，西北方折风。
② 十二科：中医分科由少而多。元代达十三科，即大方脉科、杂医科、小方脉科、风科、产科、眼科、口齿科、咽喉科、正骨科、金疮肿科、针灸科、祝由科、禁科。明、清二代基本沿袭元代，略有出入。十二科，恐"十三科"之字损。
③ 僻：避开。
④ 洪都：古代南昌的别称。
⑤ 先君子：指已去世的父亲。

茫然莫解，参考诸名家书，复不甚悟，又无从请业焉。因弃家至南昌，独居新城门之太定僧室者八年。虑极通微，恍若鬼神来告，渐觉先难后获，由《内经素问》天地六淫之论，以参四时正变、五行顺逆、阴阳和违、四方风土、刚柔燥湿，少明病者之情弊。又穷究脉学何以有三部九候，人身何以为三停九部，练习指头，务求脉与病歧正互参。始忆先君子与人论医，谓医之要在脉，而医之难亦在脉。诚哉是言也！予今年望八矣，自愧衰颓，本欲闭门谢客，而求方问症者日踵而至，悠悠此心，终难过拒。且承知爱诸公责予立说问世，爰先纂妇、幼两科，以待论定焉。盖妇、幼两科《内经》所称二难，予见近时医家每视为太易，误人实多，不得不先为论定，观者幸谅其心也。

八十老人香田曾鼎撰

凡 例

——医家必先讲求脉息。审脉既真，乃能认症。即为感冒轻病，浅深当别，表里宜清。脉理不真，今日一表，明日一里，邪变伤内，轻者受枷锁之苦，重者见死亡之忧，是以先举《濒湖脉学》，刊出行世。

——医家必读《内经》，方知阴阳至理，时行顺逆。

——医家方立，最忌朝发夕改。古来名手治年远久病，每一切脉即知病由，须得浅深之道；每立一方便数十剂，更改不过二三。果尔收效，医案叠叠。今人岂无见闻嘉言云：有方之书奉为至宝，无方之书绝不寓目。斯言也，确中今人之弊。予受益在此，惜未能尽穷其术。

——医家用药，必查道地，必辨质性，方知五味轻重之宜。

——医家用药，必求炮制如法，所行经络自然利达，是以验应无差。

——医家方散，必遵用仲景八法，君臣佐使，孰轻孰重，切不可拘泥成方，以妨时令，有碍标本。

目 录

卷　二

卷　三

卷　一

辨男女禀气论

《易》曰：乾道成男，坤道成女①。乾为天，坤为地，以男女而究乾坤之理，则天地之气分属乎阴阳者，无物不然。阴阳既有定位，禀气自尔不同。况人为万物之灵，医家岂可不分阴阳，漫成混施？男属阳，主气，火为用，是以经云：阳生阳，主动，发见于外。《易》曰：各正性命，保合太和②。即阴阳会合，冲和之气也。稍有微恙，赖气血流通，五行运化，古所谓男病易治也。女属阴，主血，水为用，是以经云：阴生阴，主静，顺承乎内。《易》曰：含宏光大，品物咸亨③。即柔顺承天施地之道也。偶有微恙，反自忧郁交加，五行不转，古所谓女病难治也。男以八数，二八十六，身体发动。今时之人，多不至数，皆由富贵之家，厚味过重，习气不正，相火易动。速宜滋养，令真火归藏，免成内伤。女以七数，二七十四，癸水渐旺，行之按期。倘不能调养，经门之中，非干燥即泛漫。至出嫁之后，尤难调理。甚则带病受孕而经止，使余血注于胞中，以护胎气。及分娩时，其症百出，救之维难。女病难医，于兹可见。予今专以妇科略为辨明。

---

① 乾道成男坤道成女：语出《周易·系辞传》。
② 各正性命保合太和：语出《周易·乾·彖传》。
③ 含宏光大品物咸亨：语出《周易·坤·彖传》。

辨男女脉论

仓公云：病名多相类不可知，故圣人为之脉法，以起度量。则脉法宜审也。男以左尺之脉为命门之根，女以右尺之脉为命门之本。男脉阳中有阴，肝脉贵洪大，气宜轻清。清则气舒，火则上升，升则不伏，将官有主。左尺宜细而长，肾水则充足矣。右尺宜微而深，火则归藏矣。水足精固，断无他患。《内经》云：男宜左旺。女脉阴中有阳，肝脉宜浮而细，气平木舒，血气流通，胞胎气盛。左尺宜沉而坚，肾水不乱矣。右尺宜旺而滑，则血归海矣。血旺胎温，生育无恙。《内经》云：女人右尺宜旺。宜旺者，以水性论，指胞胎子宫言之。唯此二脉不同，其余无异。此男女不同脉之证云。

辨男女形色论

形色者，脏腑之精华流露而外见也。萧敌鲁①曰：人有疾，观其形色，即知病所在。俞跗②之术故如此。夫形色相聚，一望而知。又必得明其内外虚实之方，而识其浮沉涩滑之候，则得矣。夫气轻清上浮，男主气，气宜清，形宜丰润，不宜枯削。色宜微赤带黄，光彩发外。气火皆清，血亦相应。五行相通，无克无犯。再加保养，何患不永年耶？否则形瘦色青，水不养肝，肝色先现，必因酒色过度，饮食不节，兼之怒气伤肝，病由此起。速宜调治得法，形色自转。地气重浊下凝，女主血，血宜浊，形宜滋润，不宜过肥。色宜微白带黄，泽润内著。血

---

① 萧敌鲁：据《辽史·萧胡笃传》载，为萧胡笃曾祖，明医道。
② 俞跗：古名医。《韩诗外传》《史记·扁鹊仓公列传》有载。

无积瘀，气亦关会，何患不生育耶？否则形败色红，火来克金，白色先现，必因忧郁伤情，贪食燥热厚味，兼之房事伤期，病亦由此而起。速宜调经，信期一正，可无大害。此男女形色之辨，昭然可见。在昔神于医者，视疾若隔纱睹物，深得病形兼知色候者如此。

女子通经论

女为地道，主阴，应数七。二七之年，地道通而天癸至。三旬一见，盈则有亏，行之有恒，曰月经。对日及时为正，血色又贵清红，不宜暗淡。或有数之先者，气血旺。或有数之后者，气血亏。又当初行之时，必须戒食燥热生冷。性宜恬静，不宜燥烈。手不宜时沾冷水，身不宜冒犯寒暑。如此，每行如期，气和血足，定然一生无恙。否则初行不能谨慎，第一性燥，第二乱食，第三风寒，第四冷水，犯此四者，种种为害。犯气者，行时痛。犯食热者，行必色紫。犯冷者，血必成块。犯寒者，血必凝。久则经期愈不调，变症无穷。再加夏令暑热七情为害，经则闭，血必败，变成内伤外劳。而治者又不寻根，丧无日矣。出嫁以后，加之房事，阳气冲动，阴道不载，祸患旋至。岂皆命乎？女病所以难治，不同男病者以此。

调经辨症诸方

女子经闭

室女天癸当至，初出血海，一二次忽然闭止。此因不识调养，多洗冷水，兼食煎炒辛热之故。血冷则凝，血热则闭，因此血不调经，变而为患。面色青黄，遍身浮肿。误作肿治，加害不浅。务宜先用调经之剂。经行肿消，即服通经丸，或服法制南香附丸。

调经汤

紫苏叶根同用，一钱五分　陈皮一钱　赤芍八分　香附一钱五分
乌药一钱　神曲二钱　枳壳八分　青香六分　甘草五分　陈姜皮八
分引

或受风寒，加防风、前胡。

第二剂加当归一钱五分，川芎八分，郁金一钱，元胡一钱，
条芩一钱。

春即再加柴胡八分，秋时可去。再服三四剂，肿自消。

通经丸

生地二两　三棱四钱　莪术四钱　当归一两　赤芍六钱　川芎
六钱　刘寄奴六钱　芫花六钱　香附八钱　乌药六钱　独活六钱
木香三钱　茯苓六钱　陈皮三钱

共为细末，早米糊为丸，每服空心酒送下三四钱。

法制香附丸①

真南香附，去尽毛，二十八两，先用童便浸七日，河水洗
净。再加米泔漂，三日一换。漂后，洗净，切片，晒干。分为
七分，每分四两。

一分用酒柴胡、三棱各二两，酒煮汁浸。

一分用酒蒸郁金、苏木各二两，水煮汁浸。

一分用蕲艾、丹皮各二两，米泔煮汁浸。

一分用乌药、红花各二两，酒煮汁浸。

一分用川芎、酒蒸元胡各二两，水煮汁浸。

一分用当归身四两，酒煮汁浸。

---

① 法制香附丸：原作"法制神效南香附丸方"，据底本目录改。

四

一分用醋蒸过莪术二两，水煮汁同童便浸。

夏浸三日，冬浸五日，春秋均浸四日。浸满，将香附汁晒干，其余煮过之药俱不用。将七份香附和匀，加陈皮二两，缩砂仁一两入内，为末细筛。用前所浸香附之汁加当归四两，川芎二两，杭芍一两，生怀地四两入内，熬成稀膏，去渣滤过。再入上神曲四两，打成糊为丸。妇人经水不调气血旺者，只服此丸，用开水送下。若有寒，用姜皮、紫苏煎汤送下。每日四钱，服至数日，自必经调有期。气弱者不宜服。

月经前期辨

行经每月对期血正，人必无患。倘不对期，病症多矣。或经来如猪肝色，五心作热，腰痛，小腹疼，面色黄瘦，不思饮食，乃血亏致生内热。先用黄芩散治五心烦热，后用调经丸。至次月，血胜热清而人自安，经期正而自调。

加减黄芩散

当归二钱　川芎八分　赤芍八分　郁金一钱　条芩一钱　乌药八分　栀炭八分　元胡一钱　紫苏八分　陈皮一钱　香附一钱五分神曲二钱　炙草六分

不用引。次服加生地二钱。

经来紫黑色有块者，加酒炒云连五分。

调经丸

当归三钱　川芎一两二钱　杭芍一两　生地二两　元胡一两五钱砂仁六钱　漂术一两　茯苓八钱　大茴三钱　陈皮一两五钱

共为细末，米糊成丸，如梧子大。不拘时，酒送下百丸。

月经后期辨

其经来如屋漏水，头昏目暗，小腹作痛，更兼白带，咽中臭如鱼腥，作恶吐逆。先用理经四物汤，次用内补当归丸。俟次月观其对期否。

理经加减四物汤

当归三钱　川芎一钱二分　杭芍八分　生地三钱　漂术一钱
柴胡一钱　条芩一钱　香附一钱五分　元胡一钱五分　三棱四分　莪
术四分　炙草六分　陈皮一钱五分　紫苏一钱

半空服。血寒者，加姜炭六分，肉桂三分。或断续不接作痛者，加红花、苏木、桃仁。微痛作呕不思饮食者，加砂仁、半夏。有风，加防风。有寒，加前胡。余照此。

内补当归丸

当归四两　川芎一两　姜炭八分　杭芍一两　熟地四两　川朴
八钱　白芷八钱　续断八钱　茱萸五钱　茯苓一两　阿胶二两　苁
蓉二两　炙草八钱　漂术一两

炼蜜为丸，空心酒送下四钱。

月经或前或后

其症因脾不胜食，无以助其气血，经故不调，月经退后。次月食或多进，又往前矣。用药只宜理脾行气，脾胜血旺，自然血调气顺，经必依期。否，则再看前后何如。当服紫金丸。

紫金丸

青皮六钱　陈皮一两　苍术六钱　漂术二两　槟榔六钱　枳实
四两　良姜四钱　砂仁六钱　红豆五钱　香附一两五钱　乌药一两
三棱五钱　莪术五钱　川朴一两

米糊为丸，食后米饮汤送下百丸。

血虚发热

其症因妇人性急，或经行时，房事触伤，腹中结块，如鸡子大，左右旋动，月经不行，变成五心烦躁，头晕目暗，咳嗽多痰，皆由伤血之故。先用逍遥散止其五心之热，次用紫菀汤止其咳嗽。若停一年失治，体瘦泄泻，百死无生。

逍遥散

当归二钱　白芍八分　漂术一钱　柴胡一钱　条芩一钱　地皮二钱　花粉一钱五分　薄荷四分　胆草五分　石莲肉一个打碎　栀炭一钱　苏梗一钱五分

不用引。二三剂后，加小生地三钱。

紫菀汤

阿胶一钱　杏仁一钱五分　条皮一钱　川贝一钱　知母八分　紫菀一钱　冬花一钱　桔梗一钱五分　枳实五分　苏子四分　白菊一钱五分　条芩一钱

不用引，临卧服。

行经气痛

经来一半，未得尽行，积于腹内。久之，令气不清，积血不化，变成气痛。或有热，或无热。宜用红花当归散，行其余，止其痛。

红花当归散

当归二钱　红花一钱　三棱四分　莪术四分　苏木一钱　赤芍八分　苏梗一钱　枳壳六分　芫花一钱五分

临卧服。

经来不止

经来十日或半月①不止者，多因行经时过食姜椒一切火炙

---

① 月：原脱，据《宁坤秘籍》《胎产新书》补。

等物，是为热症，可吃金毛狗散。

金狗散

金狗脊二钱　真阿胶一钱五分　地榆一钱　川续断一钱　条芩
一钱五分　炒芍八分　熟地三钱　当归三钱　川芎八分

空心服。

经来黄泥水色

此症大寒，不宜清凉，宜用加味四物汤，以暖其经，以活
其血。次月色转血胜。

加味四物汤

当归三钱　川芎一钱五分　炒芍一钱　熟地四钱　小茴五钱
乌药八分　元胡一钱　砂壳一钱

煨老姜二片，枣两个引。空心服。

经来铜绿色

此症全无血色，乃大寒大冷，切不可用凉剂，宜服乌鸡丸
半月。

乌鸡丸

熟附八钱　鹿茸四钱　上桂六钱　漂术二两　当归三两　川芎
一两六钱　蒲黄一两　苁蓉二两

用白番毛乌骨肉鸡煮烂焙干为末，同药和匀为丸，空心酒
送百余丸。

此方气虚血寒脾亏不胜食者方可服，不宜乱用。

经来全白无红

此症经来全白，小便作痛，面色青黄，气血两亏，亦宜服
乌鸡丸，加炙芪、人参、陈皮。

经来成块死猪血色

此症血黑，头昏目暗，口唇白色，四肢发麻者，虚冷极也，宜服内补当归丸。

经来臭如夏腐之物

此乃血虚，更伤煎炒热食等物。譬如天气久旱，沟渠不清，秽恶停积。妇女旧血积败，新血不接，则亦如夏腐之物，宜用龙骨丸。

龙骨丸

花龙骨一两　海螵蛸一两　当归三两　杭芍一两　正芎一两生怀地四两　条芩一两六钱　牡蛎一两　生蒲黄一两

炼蜜为丸，空心温酒送下百丸。

经来如鱼髓

每月经来，双脚疼痛，不能行。下元气①虚冷，更兼风邪所致，宜行气血，疏风止痛散。

疏风止痛散

天麻一两　姜虫十个　乌药八分　牛膝一钱　独活六分　当归三钱　川芎一钱二分　南藤一钱　碎补一钱五分　紫金皮一钱　防风六分　苏梗一钱　香附一钱五分

姜、葱引，酒煎，半空服。

经来如牛膜片

经来不止，兼下牛膜片，昏迷倒地。此乃血气结聚，变成此症。虽惊人，却可治，宜用朱雄丸。

---

① 下元气：《宁坤秘籍》《胎产新书》作"乃下元"。

朱雄丸

朱砂一钱，要入猪心久煮，再加水，飞尽黄油水。雄黄二钱，亦要飞尽黄油水。云苓一两，香附五钱，共为细末，和匀。久煨老姜煮胶枣肉为丸，如绿豆大，用煨姜汤送下四五十丸。

经来下肉胞

经来不止，忽下肉胞三五个如鸡子，用刀割开，内似石榴子者。症虽惊人，亦可医治，宜用十全大补汤四五剂。

十全大补汤

人参一钱　当归三钱　川芎一钱二分　杭芍八分　熟地四钱
漂术一钱五分　炙芪一钱五分　茯苓二钱　肉桂八分　炙草六分

姜、枣引，空心服。

经来小便痛如刀割

此乃血门不闭，急用牛膝汤。

牛膝汤

川牛膝三两，水二钟，煎成一钟。临服，再研碎上乳香二钱，瓦上焙干，去净油。上寸香半分，再煎半时。空心服汤，渣不宜服。

经来吊阴不可忍

此症有两条筋，从阴吊至二乳，疼痛发热，宜服川楝汤二三剂。

川楝汤

川楝一个　猪苓一钱　泽泻一钱　漂术一钱　大茴八分　小茴四分　木香五分　麻黄八分　乌药一钱　槟榔一钱　元胡一钱五分
乳香一钱

姜一片，葱一根引。热服发汗可愈。

经来未尽潮热气痛

经行一半，忽口干，小腹痛，头痛，遍身潮热。此因伤食生冷兼受寒，故血滞不行，阻不能下。切不可补，宜用莪术散，经尽，痛止，潮退。

莪术散

红花一钱　苏木一钱　莪术五分　元胡一钱五分　牛膝一钱五分 香附一钱五分　紫苏一钱五分

不用引。

经行尽作痛

此症手足麻木，腹中觉冷，气血两虚，宜用四物汤。

四物汤

当归三钱　川芎一钱二分　炒芍一钱　熟地三钱　藿香一钱五分 煨姜二片，枣三个引。

不愈，再加人参、陈皮、吴萸。

经来胁气痛

经来时，胁气一块如杯，其血带黑，宜治块为先，用四物元胡汤。

四物元胡汤

元胡四钱　沉香五分　生蕲艾四钱

加四物汤，酒煎服。

经来小腹痛有块

经来小腹有块，如皂角样横过，痛不可忍，不思饮食，面色青黄，宜服元胡散。

元胡散

元胡索四两　制香附二两　百草霜一两

重者再加少年男发煅过三钱。共为细末，用益母膏同和匀，砂糖为丸。每服五钱，酒送下，块消为度。

经来遍身疼痛

经来二三日，忽遍身疼痛，乃外邪入骨，或热，或不热，宜解表之，用乌药顺气散。

乌药顺气散

川羌一钱五分　苏梗一钱五分　元胡一钱五分　郁金一钱　香附一钱五分　乌药八分　枳壳六分　前胡一钱　甘草六分

姜、葱引。

触经伤寒

经来忽然作渴，由外伤风寒冷水，内过食生冷所致，遍身潮热，痰气紧溓，恶心作热，四肢发冷，乃触经伤寒，急投五积散。

五积散

川羌一钱　防风一钱　陈皮一钱五分　苍术一钱　神曲二钱白芷一钱　香附一钱五分　枳壳八分　半夏一钱五分　当归一钱五分川芎八分　干姜六分　肉桂五分　白芍八分　青皮五分　炙草八分

姜、葱引。

经从上逆

经来时，忽从口鼻出者，因多食椒姜，热极火升，血逆而上，宜用犀角地黄汤。

犀角地黄汤

小生地三钱　丹皮一钱　赤芍一钱　黄芩一钱五分　百草霜一钱　郁金一钱　栀仁一钱　陈皮一钱五分　甘草八分　扁柏炭一钱五分

摩羚羊角尖、佛手同引。

经逆兼咳嗽气逆者

经从上，不往下，五心烦躁，气紧咳嗽喘逼者，速进红花散，次用冬花散六七剂。

红花散

红花一钱五分　苏木一钱　花粉三钱　栀仁一钱　百草霜一钱　黄芩一钱五分

用童便引。

冬花散

冬花一钱　紫菀一钱　杏仁二钱　桑皮一钱五分　粟壳一钱五分　白菊二钱　石膏一钱五分　知母八分　化红八分　甘草六分　苏叶八分

不用引。

经来每月二三次

经来几点而止，过五日、十日，又来几点而止，面色青黄，先服胶艾汤，次服紫金丸。紫金方见前。

胶艾汤

川芎八分　杭芍八分　熟地三钱　阿胶一钱五分　艾炭一钱五分　条芩一钱

枣三个引。

经来狂言如见鬼者

此因心火乱动，怒气触阻，逆血攻心，不知人事，狂言乱语，先用麝香散宁定心志，复用茯神丸。

麝香散

柴胡一钱　赤芍一钱　郁金一钱　茯苓一钱　小生地三钱　栀

仁一钱　条芩一钱五分　化红八分　元胡一钱　九转胆星二分

煎好去渣。再加制熟朱砂一分，上麝二厘，摩佛手五分入内，再蒸一二刻，去渣，不拘时服。俟人事清楚，气平血下。不愈，加百草霜一钱。服一剂，再服茯神丸。

茯神丸

茯神二两　远志八钱　茯苓一两　香附一两　制熟朱砂五分
条芩一两五钱　郁金一两　元胡一两　九转胆星一钱

小生地熬汁筛成小丸，每服佛手送下二钱。

经来常呕吐不思饮食①

经来常呕吐，不思饮食，宜服丁香散。

丁香散

母丁香一钱　干姜一钱五分　大②梗二钱　云苓一钱五分　陈皮二钱　半夏一两五钱　漂术一两五钱

共为末，早米饮调服二钱。

经来饮食后即呕吐

经来，或因积痰入胞脘，阻米食，不下胃。急服乌梅丸，次用九仙夺命丹。

乌梅丸

木香三钱　雄黄五钱　草果一个　桂蕊子三钱　上法夏五钱
川贝五钱　良姜一钱五分　藿香五分

共为末，乌梅烂捣匀为丸，每丸如梅核大。每服一丸入口，频频嚼化。

---

① 经来常呕吐不思饮食：原脱，据目录补。
② 大：疑误，当作"火"。抄本作"藿"。

九仙夺命丹

淡豆豉一钱　川朴一钱　陈枳壳二钱　法夏一钱五分　煨木香一钱　茯苓三钱　楂肉二十个　沙壳八分　制苍术二钱

共为细末，姜汤调服一钱。

经来遍身浮肿

此因脾土不能克水，宜木香调味散。

木香调胃①散

煨木香五分　陈皮一钱　人参八分　三棱五分　莪术五分　香附一钱五分　制苍术一钱五分　木通一钱五分　草薢一钱　腹皮一钱　枳壳八分　车前八钱　红豆一钱　姜皮一钱　楂肉二十个

空心服。

经来泄泻

经动时，五更泄泻，如乳儿尿，乃肾虚也，宜理中丸。

理中丸

人参一钱　漂术一钱五分　干姜一钱　五味十粒　炙草八分

空心服。

经来前后痢症

此症多因伤食肥腻过多，兼受暑气相交为害，变作痢症。切不可理气，又不可清凉。理气，则秽气上升，逆行无救。清凉，则秽气不行，久延必变。痢者，利也，只宜通利，须用香连消积汤。

香连消积汤

川连五分　木香五分　陈皮一钱五分　神曲二钱　吴萸四分

---

① 胃：原作"味"，据目录改。

川朴八分　山楂二十个　乌药六分　条芩一钱

不用引。服二剂再不通利，后重闭结不下，再加百草回原丹一两，即久晒久露黄牛屎，水牛不可用。先将牛屎一两熬汤，去渣，再煎药。临服时，加白蜡三钱，去尽黑脚，开水泡化，用烂饭少许，同捣为丸，即将药汤送下，秽尽为度。务要忌荤，男妇俱可用。有受暑者，加香薷、紫苏。

经来大小便俱出

此症名曰蹉理症，因食热物过多，久积而成，宜用分利五苓散，解其积热，顺动①阴阳。

分利五苓散

阿胶一钱　猪苓一钱　泽泻一钱　漂术一钱　赤芍一钱　香附一钱　当归一钱五分　川芎八分

空心服。

经来常咳嗽

此症乃肺烁金枯，重则咽中必带血，急服润肺清烁饮。

润肺清烁饮

苏叶八分　桔梗一钱五分　白菊一钱五分　桑皮一钱五分　杏仁一钱五分　小生地三钱　化红八分　浙贝一钱　条芩一钱　甘草八分

梨汁为引，服至咳嗽少轻，加北沙参、当归、阿胶。

经阻腹大如鼓

经闭二三月，腹大如鼓，人皆为孕。一日不觉经来，血涌有包，有物如虾蟆子者，昏迷不醒人事。体气盛者，急投十全大补汤，无应不救。方见前。

---

① 动：《胎产新书》作"其"。

经来小便出白虫

经来，血内白虫累累如鸡肠者，满腹疼痛。此症只宜推虫从大便出，出则可保，宜用推虫丸，出尽，痛止，服建中汤。

推虫丸

续随子一钱　槟榔一钱　牵牛要黑白二种，各五分　甘遂六分
芫花六分　大黄一钱　大戟六分　麝香三厘

共为细末，面糊成丸，如福圆子大。每服用酒化，热服。

建中汤

炙芪一钱五分　肉桂五分　杭芍八分　木香四分　炙草五分
河水煎服，不用引。

经来潮热日久不退不思饮食

此症因病久，胃气不开，当以开胃为先，只用白鸭一只，取血热酒冲服。

血山崩

此症宜用八灰丸，来重者用乌金散，血止再辨明气血盛衰，用药调治。

八灰丸

阿胶炒黑　侧柏叶炒黑　蒲黄炭　条芩炒成炭　百草霜不可过
用，一钱则行血　白茅根　苎麻根俱要火煅成炭存性　丝绵火煅存性

共为末，水酒调服。引用白芭蕉兜。

乌经散

抚芎川芎内选顶小极坚硬方是

不拘多少，打碎，炒至黑炭，细研为末。每服三钱，酒调下。产过年老者，服五钱。

经来吐蛔①虫

经来寒热，四肢厥冷，大汗，呕吐蛔②虫，气喘紧懑。此症万无一救。

---

① 蛔：原作"虬"，据《宁坤秘籍》《胎产新书》改。

② 蛔：原作"回"，据抄本改。

卷　二

妇人受胎逐月胎形各经按治论

一月形如露珠，乃太极动而生阳，天一生水，谓之胚，足厥阴肝脉主之。经水即闭，饮食少异。

二月如桃花瓣，乃太极静而生阴，地二生火，谓之腜①，足少阳胆脉所主。若有吐逆等证，名曰恶阻，有孕明矣。或偏嗜一物，乃一脏之虚。如爱酸，乃肝经虚。

三月如清鼻涕，先成鼻与雌雄二器，乃分男女，手厥阴心包相火所主。胎最易动，务宜慎重。

四月始受水精，以成血脉，具手足，形像顺成，手少阳三焦所主。

五月始受火精，四胲②已成，毛髦③始生，足太阴脾脉所主。

六月始受金精，以成筋，口目皆具，足阳明胃脉所主。

七月始受木精，以成骨，游其魂，能动左手，手太阴肺脉所主。

八月始受土精，以成皮肤，九窍皆成，游其魂，乃动右手，手阳明大肠脉所主。

---

① 腜（yùn 孕）：生长两个月的胚胎。《医学入门·妇人门》："又三九二十七日，即二月数，此露珠变成赤色，如桃花瓣子。乃太极静而生阴，地二生火，谓之腜，足少阳脉所主也。"

② 四胲（gāi 该）：指人体四肢。《东医宝鉴·杂病篇》"五月，足太阴脾脉养胎。始受火精，以成阴阳之气，筋骨四肢已成，毛发始生。"

③ 髦（máo 毛）：泛指毛发。《广雅·释器》："髦，毛也。"

九月始受石精，百节毕备，三转其身，足少阴肾脉所主。

十月神气备足，足力乃旺，太阳膀胱脉所主。

唯手少阴心、太阳小肠无所主者，君主之官，无为而已。隳①胎多在三、四、五月，最宜慎重。亦有七个月隳胎者，皆因乱动过劳。为医者，务按逐月生形之道，与生母气血衰旺、少壮年老，兼时令五行，细审六脉治之。最不可偏补气分，以至胎愈不安。近时辄以鸡为安胎之物，不知鸡之为物，填塞肝火，扇动肝风，多损少益。年老者偶一食之，尚不至酿成大害。若少年火旺，肝气不调，初受胎者吃之，必然临产艰难，二命俱险。偶有生者，产母必多后患，儿子必多惊风、脐风等证，并天花决难透发。种种害人，不可胜数。至胎足之时，产母每日不时走动，令气血调和，临产必顺。小儿在腹，亦令舒展安宁。是母与子皆受益靡穷也。

安胎保产论

凡孕妇脾胃旺而气血充，则胎安而产正。且生下男女，亦神足不夭，只常用药调和气血。若禀气不足，荣卫不和，自然脾胃弱而饮食少，精神愈亏，虚症百出。孕成辄隳，即产下必多夭。定需药味，预扶母之气血，令后来有胎，母安子寿。若俟胎成之后，临时扶补，已无及矣。其预先调气生血之功，当审何经不足不调，必按脉切理，为之调治。切忌燥火补气之药。盖火燥则血愈亏，气愈盛则血不调，害人甚矣！务遵朱丹溪安胎良方，细认虚实调养。后列二十余方，有受病之处，按方加减。

---

① 隳（huī 挥）：毁坏。《吕氏春秋·顺说》："甲之事，兵之事也，刈人之颈，刳人之腹，隳人之城郭，刑人之父子也。"高诱注："隳，坏也。"

《易》曰：天地絪缊，万物化醇；男女构精，万物化生①。人以精血会凝而成孕，或精气蒸胃多呕，血少气虚，爱食酸物，使胃气受伤，厌咀饮食。若人素弱，本方量加橘半。若禀气厚呕吐，再加竹沥、姜汁少许为引。再有时下血，名胎漏。或小腹坠痛，名胎痛。胎漏宜凉血，加生熟地黄。胎痛宜温和，少加带壳砂仁。至若倾跌动胎下血，胶、艾宜加。怒气冲胎上逆，煨木香为使。小便短涩成淋，乃子淋之症。服此方不应，加小便带血，是膀胱积热，宜逍遥加栀炭。或有面目虚浮，肢体无力，多属湿气，重用漂术、砂壳。或有子烦症，则心惊胆怯，不时烦闷，安胎竹叶无疑。天仙藤散治足指缝出水，病名子气。虚弱者多加参、术。羚羊角散疗项强、筋搐、拳挛，病名子痫。痰多，竹沥、参、芩少用。脾胃气虚，胎压尿胞，脐腹胀而小便淋闭，先宜探吐升提，再服安胎加人参，平胃调和。有胸闷、腹胀、便闭、遍身浮肿者，名胎水不利，用鲤鱼汤。若脾胃气弱，佐以四君五皮饮。有胎气上攻、腹胀作痛者，名曰子悬，必加香紫苏治之。若食少晡热，兼加味逍遥，柴胡、梅、连为丸。治骨蒸劳热，当归六黄汤治之。有盗汗晡热，孕成数堕，因母血亏，不能分荫，务预先多服安胎生化汤，可保到期分娩。子无气，赖母气血以养之，药力少，仅可滋荣胎母，故安胎之方，必须重剂月服。老夫得其女妻，必寡欲以候经期。若遇枯阴，必频药以全胎力。其人爱精重施，少服燥火之药，生子必精神，易于长养。狂阳妄施，育子清寡无神。此造化必然之正理，凡求嗣者当鉴之。大抵孕妇素弱，又欲分荫胎元，则虚产百出，务遵丹溪补母寿子之方，以补血为主，佐以顺气清凉。

---

① 天地……化生：语出《周易·系辞传》。

参术条芩，乃安胎之圣药；芎归淮熟，实补血之良方。佐以紫苏、陈皮，可为常服之药也。夫孕成六月之前，其胎尚未转运。茯苓性降，乃利水之药，产前忌用。黄芪虽补气，而初胎之时，用之气盛血散，更害于胎。砂仁可止呕定痛，多则动血行胎。历考丹溪安胎之论不过数语，安胎之方不过三四。在后人加减用之，则可十全八九。诚医学之准则也。

初孕十月胎足当生尤宜慎之

临产之时，防系战胎，勿即认作真产。战胎多属女胎，何也？男胎面向里，女胎面向外。向里易转，向外难转，是以有战胎之说。俟转定破水，水旺血旺，一转便生。由如水大行舟，顺流直下。战胎未定，即令产母坐桶，必早破水。而产母凭空着力，其水直流，血亦下行，误伤原气。胎久不下，力亦竭矣。至真产时，水干血败，岂能生下？稳婆故作矜张，攘臂揣摸，妇女胡言惶惑，扰乱产母神志，速死之道，相因而来。速宜连进佛手散，生水生血。令产母高睡，端正养息，切勿侧眠，坐亦宜正。痛时能忍，两旁用人端扶，候儿转身到门，顺流而生，及胞衣同下，方保全吉。若胞停腹中，则先断脐带。胞衣用草鞋坠住，下部周围围好，防感风寒，并加热衣暖腹。如冬寒之月，尤宜扶至床前，盖被坐卧。速煎生化汤，服一二剂，防胞衣下后血晕。产时产后，务安慰产母之心。切不可慌张，致令神散气乱，血不宁静。生死关头，不可不慎。

补母寿子论

凡属生产，生下孩童无气及养不成人者，皆父母元气不足之故。男人爱精重施，则髓满骨坚。又得气血两盛者为配，

《易》所谓"坤厚载物，德合无疆"①，故种子神足而寿。若纯阳枯阴成孕，则母无余血荫胎，全藉药力补救，养其胎元，固其胎气。若系老夫女妻，必须另床节欲，兼药培补，算候经期，固本方施。斯乾元资始之本实，坤元资生之源厚。经云：因和和之，是为圣度②。若不远帷薄，则相火易动。虽不交会，亦暗流损泄多矣。经云：阴③平阳秘，精神乃治。阴阳离决，精神乃绝④。此二气相因，五行交接。上古圣人，表微阐幽，万物皆备之至理，尤厚寄于人身，医者岂可口业岐黄？愚者或视为奥窔⑤难明，狂者且讥其荒远莫稽，任意施方，以性命为草菅耶？

受胎半产论

受胎之后，多至三、四两月之间，忽然胎动不能安，名半产。此症不一，最重者因撞经所受之胎，有因扳高所致者，有因气盛血亏者，有因肝旺怒盛者，有因房事过伤者，有因堕跌伤气者，有因饮食不慎者，有因服药所误者，有因夏令暑气中伤者，俱当问明治之。惟有撞经受胎者，最为难治。其中气血旺者，施以安胎饮，略加调经一二味。令其浊气既清，缓缓调理，或可保全。而气血虚弱者，药亦难投，胎即难安。扳高不安者，古人有治法。按：用豆一把撒地下，令其徐徐左右顺手捡起，捡至百十粒，其胎自安。盖扳高之时，小儿失其血管，

---

① 坤厚载物，德合无疆：语出《周易·坤·象传》。
② 因和和之，是为圣度：语出《素问·生气通天论》。
③ 阴：原作"和"，据抄本改。
④ 阴平阳秘……精神乃绝：语出《素问·生气通天论》。
⑤ 窔（yào 要）：喻深奥的境界。清龚自珍《最录归心篇》："词气夷易，略说法要，引人易入也，而不入于窔。"

左右挪移捡豆，令小儿遇而含之，再服一二调气养血之剂，胎便安矣。有气盛血亏者，气盛血不能随，以至胎不能安，宜安胎养血之剂，稍加平气之药。有房事过伤者，宜专养阴生水理脾。有失足伤气，宜调气分，按其所伤左右治之。有饮食不慎者，问明或热食，或生冷所致，分别用安胎散加减治之。有因服药所误者，看明前方治之。有夏令暑盛之时，受暑伤胎，宜于安胎之内，稍加一二清解暑气之药，按症问明用药，审察轻重治之。以上动胎各症，若待血来过多，胎必难保。唯救胎母，切不可强固其胎。

临时定真产脉诀

产时，胗①产母两手寸关尺俱不现，再胗两手中指尖第一节上，脉动过节，即是真产，断不有差。

安胎诸方②

初有孕未知果否感冒风寒③

初觉有孕，未知果否，或受风寒发热等症，宜用芎归汤加散解法。

芎归汤加散解法

当归一钱　川芎八分　紫苏一钱五分　陈皮一钱　防风八分
前胡一钱　首乌二钱　泉曲④一钱五分　山楂五分　乌药八分　甘草
六分　赤芍六分

---

① 胗：同"诊"。
② 安胎诸方：原缺，据版心文字补。
③ 初有孕……感冒风寒：原脱，据目录补。下同。
④ 泉曲：即泉州神曲。

陈老姜皮六分引。

寒热重不能出汗者，加干葛一钱，寒深遍身痛者，加酒浸
川芎一钱。

至二三个月果是真胎恶阻呕逆

至二三个月，果是真胎，恶阻呕逆，不思饮食，头晕倦怠，
宜服加味参橘饮。固胎为要，恐防半产。

加味参橘饮

陈皮一钱五分　人参一钱　苏梗一钱　藿香一钱五分　当归二钱
川芎八分　制首乌二钱　炙草四分　漂术一钱　半夏八分　砂仁五
分　条芩炒，八分

荷叶蒂五个，有蒂红枣三个引。

至三四个月胎气不旺用胜胎散

至三四个月，胎气不旺，饮食减少，脾气弱，不能胜胎，
宜服胜胎散。

胜胎散

制首乌四钱　漂术一钱　当归四钱　川芎一钱二分　阿胶一钱五
分　火梗一钱五分　文党四钱　陈皮八分　淮山一钱五分　条芩一钱
砂壳六分

年老生多者，加炙绵芪一钱五分，陈黑扛豆①二钱。荷叶
蒂五个，有蒂红枣三个引。间日一剂，服过四月后再加。慎寒
暑，节饮食，勿登高，慎房事，断无堕胎之患。

至五六个月胎气渐旺调气汤

至五六个月，胎气渐旺，尤宜固母，宜服生血调气汤。

---

① 扛豆：疑为"豇豆"。

生血调气汤

真怀地三钱　秦当归四钱　川芎一钱二分　漂术一钱　淮山一钱　文党四钱　陈皮一钱　阿胶一钱五分　条芩一钱　煨木香四分　火梗一钱五分　炙草六分

引仍用荷叶、红枣。至七八个月，生地改用熟地，或加蕲艾炭一钱。

至八九个月胎气尤盛大补胎元汤

至八九个月，胎气尤盛，母子两固，宜重养胎元，大补胎元汤。

大补胎元汤

熟地四钱　当归五分　川芎一钱五分　淮山一钱五分　文党四钱　陈皮一钱　杭芍八分　条芩一钱　漂术一钱　续断一钱　煨木香四分　炙草八分

桂圆肉三钱引。

或有心烦不安者，加麦冬、天冬、白菊；有痰者，加浙贝、南楂；有腹胀者，加腹毛①；腰胀者，苏兜②；水亏生育多者，加菟丝饼、川杜仲盐酒炒去内白丝。倘有他症，详注于后，审明定治。

至十个月胎已完足用加味佛手散

加味佛手散

全身秦当归去尽尾八钱四分　川芎片三钱二分。初生气火盛者减用，二钱四分　久制熟地三钱　实条芩一钱二分　上文党三钱　广陈皮一钱

---

① 腹毛：即大腹皮。
② 苏兜：即紫苏根及近根老茎。

每日煮上熟水酒，早晚随量可饮。气不顺者，加大橘饼；血亏心虚者，加桂圆肉五分。此方多服，临产必顺，断无难症。

一凡有孕元气不足者用加味安胎散

凡有孕者，或有元气不足，倦怠，胎动，饮食减少，宜服加味安胎散[①]。

人参一钱　陈皮六分　当归二钱　漂术一钱　条芩六分　紫苏八分　熟地二钱　砂仁四分　炙草五分

有蒂红枣三个，荷叶蒂五个，渴加麦冬六分同引。

二孕成后恶阻呕逆者用参橘饮

孕成后至二三个月，恶阻呕逆，不思饮食，头昏倦怠，宜服加味参橘饮

人参一钱　陈皮一钱　漂术一钱　半夏八分　当归二钱　藿香一钱五分　砂仁四分　竹茹一钱　炙草四分

引照前二钱。

三孕妇常有怒气胸腹满闷宜用理脾平肝散

孕妇常有怒气，胸腹满闷，服顺气等药反加胀闷者，宜用理脾平肝散。

人参一钱　陈皮八分　漂术一钱　当归二钱　川芎八分　苏兜一钱　条芩一钱　煨木香八分　炙草三分　杭芍六分

四孕妇腹中不时作痛下坠者宜服加味安胎饮

孕妇有腹中不时作痛，或小腹下坠者，血虚气隘，宜服加味安胎饮。

人参一钱　陈皮八分　当归二钱　川芎八分　漂术一钱　紫苏

---

① 散：原作"产"，据抄本改。

八分　熟地二钱　炙草五分

陈姜皮五分引。或兼中寒者，加吴萸三分，川干姜三分，砂仁四分。

五孕妇面目虚浮宜用全参漂术散

孕妇面目虚浮，四肢必有水气，多因脾弱不能胜湿，或因久泻所致①，宜健脾利水，即服全参漂术散。

人参一钱　陈皮八分　漂术一钱　当归二钱　川芎八分　紫苏八分　腹皮八分　苓皮一钱

少用陈姜皮煎服。

六孕妇胎气上攻宜用顺气安胎饮

胎气上攻，心腹胀潓作痛，宜服顺气安胎饮。

人参一钱　漂术一钱　川芎八分　当归二钱　紫苏六分　陈皮八分　砂仁四分　条苓八分　乌药八分　煨木香四分

七孕妇按月漏胎宜补中安胎饮

孕妇或按月下血数滴，名漏胎。多因房事兼劳，喜食煎炙，宜补中安胎饮。

人参一钱　熟地二钱　漂术一钱　当归六分　紫苏八分　条苓八分　有药草五分

同引，用照前荷叶、红枣引。

八孕妇顿仆动胎宜用胶艾安胎饮

孕妇顿仆，动胎下血，宜服安胎饮，一日二剂。不止，加胶艾安胎饮。

人参一钱　当归二钱　川芎八分　熟地一钱　漂术一钱　阿胶

---

① 致：原作"至"，据抄本改。

一钱五分　陈皮六分　条芩一钱　艾叶八分　炙草八分　紫苏六分

水酒引。

九孕妇心惊胆怯宜用竹叶安胎饮

孕妇心惊胆怯，烦闷不安，名曰子烦，宜服竹叶安胎饮。

人参一钱　漂术一钱　当归二钱　川芎五分　陈皮五分　条芩一钱　生地二钱　竹叶十余　炙草六分

仍用荷叶、红枣引。

十孕妇腿膝发肿宜用天仙藤散不效再用补中健脾汤

孕妇有腿膝发肿，气促懑闷，上下不舒，甚之足指肿出水者，由脾虚不能制水，四肢属脾，宜服天仙藤散。不效，再服补中健脾汤。

天仙藤一钱　香附一钱　陈皮六分　乌药八分　木瓜一钱　姜皮五分　紫苏六分

气血皆亏年老者，加人参、漂术、当归可服。不用引。

补中健脾汤

人参一钱　漂术一钱五分　炙芪一钱　陈皮六分　当归二钱　杭芍八分　茯苓一钱　砂壳五分

不用引。

十一孕妇口噤项强等症宜用羚羊角散

孕妇口噤项强，手足缩挛，言语不清，痰涎上壅，不省人事，兼作中风治之，宜用羚羊角散。而无前症，常见稍觉中风，多因血燥类风，切不可作中风论，误人大矣。

北味羚羊角散

羚羊角八分　防风六分　川芎六分　当归一钱　茯神一钱　独活八分　五加一钱　米仁二钱　杏仁十粒　白菊一钱四分　木香三分

姜汁引。痰多，加竹沥；气虚脾弱者，加人参、漂术。

十二孕妇小便短涩或淋宜用加味安荣散

孕妇有小便短涩或淋沥，名曰子淋，宜服加味安荣散。

人参八分　漂术一钱　当归一钱　麦冬八分　苓皮一钱　通草
一钱　甘草五分　灯心六分

若有痰，加浙贝、山楂、炒①芩。

十三孕妇形容劳苦性燥小便带血宜用加味逍遥散

有孕妇形容劳苦，性燥，过食煎炒，小便常带血。宜清膀
胱之火，间服加味逍遥散。

当归一钱五分　芍药六分　漂术一钱　茯苓一钱　柴胡六分
丹皮一钱　生地三钱　栀炭一钱　甘草六分

灯心廿寸引。此方不宜多服。

十四孕妇脐腹作痛小便淋闭宜用安胎饮加二陈升解

孕妇脐腹作痛，小便淋闭，由脾胃气虚，胎压尿泡，宜服
安胎饮加二陈升解。

漂术一钱五分　陈皮八分　人参一钱　川芎八分　当归一钱
生地一钱　柴胡五分　升麻五分　炙草六分

空心服。先用盐汤探吐，令气升下行。此二治法也。

十五孕妇元气壮盛常见微红数点血盛之故无腰腿酸痛不
便用药

孕妇元气壮盛，受孕常见微血数点，乃血盛故也。若无腰
腿酸痛，不须服药。

---

① 炒：原作"妙"，据抄本改。

十六孕妇气逼腹胀等症宜用鲤鱼汤

孕妇气逼腹胀，便闭浮肿，名曰胎水，宜服鲤鱼汤。

漂术二钱　茯苓二钱　当归二钱　芍药一钱二分

用鲤鱼一尾一斤多者，去鳞肠杂，加陈皮、生姜。河水四碗，煮至一碗半。加前四味药，再煎至七分，温服。而水未尽，照前再服。

十七孕妇常咳嗽至甚者宜服宁肺止嗽饮

孕妇常有咳嗽至甚者，宜服宁肺止嗽饮。

苏叶五分　桔梗一钱　杏仁一钱　紫菀一钱　桑皮八分　天冬一钱五分　橘红六分　白菊一钱五分　甘草六分　知母八分　冬花八分

用引。痰多，加浙贝、竹沥、姜汁；风寒重，防风六分；气喘日夜不宁者，加蜜炙麻黄四分。

十八孕妇咳嗽带红者用地黄紫菀汤

孕妇咳嗽吐血，用生地紫菀汤。

怀地二钱　紫菀一钱　天冬一钱五分　条芩一钱　麦冬六分　知母八分　甘草六分

生瓜子仁五分入内煎。临服加摩犀角汁三分引。

十九孕妇霍乱吐泻用六和汤

孕妇霍乱吐泻，心烦，宜用六和汤。

陈皮八分　藿香八分　半夏一钱　杏仁十粒　竹茹一钱　木瓜一钱　扁豆一钱　甘草五分　茯苓一钱　砂仁五分

脾气弱加人参、煨姜枣引，次服安胎饮。

二十孕妇疟疾用安胎饮加减治之

孕妇倘患疟疾，不论寒多热少，宜安胎饮加减治之。

人参一钱　陈皮一钱四分　当归四钱　漂术一钱　紫苏一钱　首乌四分　柴胡八分　实苓一钱　泉曲一钱　半夏一钱　乌梅二个　炙草六分　赤芍六分

逢冬春寒盛之时，病者有寒战之甚，加桂枝尖三四分；夏令之时，宜加细花香薷一钱四分。内热重，加青蒿二钱；小便热极带红，加云连酒炒一次，人乳炒二次四分，木通一钱。

二十一孕妇痢症用安胎饮加香连治之

孕妇有患痢症者，加减安胎饮加香、连治之。

当归四分　陈皮一钱　生地三钱　云连五分　煨木香四分　条苓一钱　紫苏八分　泉曲一钱　藿香六分　腹毛八分　炙草四分

百草回原丹五钱，煎汤，去渣，再煎药。临服时，加顶上白蜡去黑脚三钱为丸送下。

补母寿子方 有论

人参一钱　陈皮八分　当归四钱　川芎一钱二分　漂术一钱五分　熟地四钱　炙草六分　苏兜一钱五分

荷叶蒂五个，有蒂红枣三个同引。肝气不和者，去熟地，改用制首乌。脾亏常泄者，加建莲子十个，砂仁五分。怒气后者，去熟地，改制首乌四钱，煨木香四分，杭白芍五分。口渴心烦者，加麦冬五分。怔忡惊悸者，加盐水炒益智仁五分，去壳桂圆肉三钱。此方胎过六月可常服，余仿此加减。至九月当归用六钱，川芎用一钱八分。年老生多者，加菟丝饼二钱，川续断一钱，酒炒。气弱者，再加炙绵芪一钱五分。时下妄用香附为主，以芪、附、桂、术、茸、归①等药同用，大损气，燥

---

① 归：原作"妇"，据抄本改。

血，偏阳伤阴，必成痼疾。绝胎反为种子，误人大矣！或有服交加散者，偶有得孕。因少壮妇必多患怒，服此①折气谐荣，幸而得中耳。岂可视为良方图嗣乎？且无子多因血亏不能摄元，即受胎者多堕，令血愈亏伤阴。予考究古论，唯河车大造丸最妥当之极，久服必验。

大造丸

紫河车，取壮年头产男胎者为佳一具，切不可见灰土者。生下取来，用河水漂去恶血。再入河内漂半日，至白色为度。再加银针挑去血子，再漂至水无红色，方可用。楂干水，入锡壶内，加酒一钟，生姜二片。壶外俱要麦糊封固，勿令泄气。将壶入锅内久煮半日，候冷，开口取出。用淮山二两为末，拌匀车上，务要周到。再入火上烘干为末。忌铁。再加后药②柔③，和匀为丸。

人参一两　当归三两　川芎一两二钱　漂术二两　麦冬八分五味四钱　怀地三两　天冬八分　鸡腰子十对　川黄柏用童便浸一旦夜，洗净切片晒干，再加蜜拌，蒸晒，炒黑，八分　肥知母秋石丹化水拌炒，八钱　实条芩酒炒，一两

上药十二味如法炮制，同河车为末，务要得匀。用陈米粉搅糊成丸，如绿豆大。晒干，蒸过一次，阴干收贮。每早空心开水送下四钱。服药后，忌萝苢、韭菜、葱、蒜、鸡、鱼、椒、姜等物，并一切水果。或有行经痛者，加酒蒸川牛膝一两，元胡一两。此丸药种子助胎。一方服之，断无堕胎之症。

---

① 此：原作"比"，据抄本改。

② 药：原脱，据抄本补。

③ 柔：通"揉"，用手来回搓。《诗·大雅·民劳》："柔远能迩。"《经典释文》："柔，本亦作揉。"

半产益母丸①

半产有论在前

有孕至三四个月或五月，忽然腹痛腰疼，红来不止，服药难安。多因血亏，肝脾不调和之故。调理尤宜加重，恐后亦然。小满月已过，即宜配服益母丸，预防后患。

益母丸

白花益母草五月五日采，酒洗，蒸，阴干，一斤　女贞实冬至日取向东者佳，酒拌，蒸晒九次，一斤　上文党四两　漂於术四两　秦当归四两　真阿胶四两　九制首乌四两　川芎片二两　杭白芍一两六钱　制香附一两六钱

共为细末。用真怀地六两酒蒸一次，广陈皮去白三两，二味煎汤，去渣，再熬成稀膏。不凑，加炼蜜成之，为丸。每服五钱，开水送下。或再加服大造丸，永无后患。

凡初有孕偶感风寒者宜用理血散解汤

理血散解汤

当归一钱五分　川芎八分　防风八分　苏茎八分　陈皮八分　神曲一钱五分　桔梗一钱　甘草五分

陈姜皮六分引。次服加酒炒条芩一钱。伤寒骨节痛者，加酒浸川羌一钱。

凡有孕至三四个月受风寒者用养血散解汤②

凡有孕至三月，偶感风寒者，亦宜养血③散解汤。

---

① 半产益母丸：原脱，据目录补。
② 凡有孕……养血散解汤：原脱，据目录补。
③ 血：此后原衍"轻"，据目录删。

养血散解汤

当归三钱　川芎一钱二分　制首乌四钱　紫苏八分　神曲一钱
防风五分　桔梗一钱　甘草六分　陈老姜皮五分

或有脾亏气弱者，加文党、陈皮、漂术。

胎前怔忡

此症有二。有至五六月，陡然怔忡，因胎气旺，肝火又盛，
气火上乘者，宜用养心平肝饮。

养心平肝饮

当归三钱　川芎八分　怀地三钱　杭芍六分　柏霜六分　茯神
木二寸　条芩一钱　炙草六分

莲子心三分，有蒂红枣三个，荷叶蒂五个同饮。

又有精神恍惚怔忡者，乃血虚君官无主所致，用红枣朱砂方。

红枣朱砂方　夜不安神亦可服。

小红枣五个去核，内贯①制熟飞过劈面朱砂一厘，外加麻
扎好。取人乳半碗，将枣入内隔水②久煮。次早空心温热，将
枣取出，去乳，并砂略去。细嚼红枣，开水送下。

胎前至八九个月手足浮肿

此乃气血两亏，兼受湿气所致，切忌通利之剂，宜用五皮
汤加当归治之。若单脚肿者，不必服药。

五皮汤

五加皮一钱　陈皮八分　桑皮一钱　大腹皮八分　陈姜皮六分
当归三钱

空心服。

---

① 贯：灌注。
② 水：原作"日"，据抄本改。

卷
二

三
五

胎前七八个月阴肿

此乃胎气不能游动，宜服安胎顺气饮。

安胎顺气饮

当归三钱　川芎一钱二分　怀地三钱　杭芍八分　陈皮八分
文党三钱　条芩一钱　煨木香四分　腹毛八分　诃子肉一个　乌药
八分　炙草六分

荷叶蒂五个，有蒂小红枣三个引。

胎前遍身酸懒

此症面色青黄，不思饮食，困倦无力，形容憔悴，乃因血
少不能养胎，宜用四物汤。去姜、枣引，加漂术一钱，桂圆肉
五钱，煮酒服。有寒，加苏梗。

胎前下血胎动

胎前下血，胎气乱动，观其体盛色不变者，即投加减安胎
饮。若体弱色变冷汗自出，四肢无力，此乃君官不正，精神已
散，用药不效难安，听其自然。安之，反受其害。

加减安胎饮

人参一钱　阿胶二钱　当归四钱　川芎一钱六分　茯神木三寸
五味十粒　建莲廿个　浮小麦三钱　荷叶蒂五枚　百草霜四分，切不
可多用　小红枣三个

气虚甚者，加炙芪一钱，漂术一钱。

胎前脚肿

此症因气血两亏，下元不足，兼入风邪。微肿不痛者，胎
气盛，不服药亦可。重者，须用顺气养血汤。

顺气养血汤

文党三钱　陈皮一钱　当归四钱　制首乌三钱　川芎一钱二分

炒芍六分　桑皮八分　乌药六分　阿胶一钱五分　木香煨，四分　炙
草六分

酒为引，空心服。

胎前中风

此症忽然牙关紧闭，痰气上壅，不知人事。因多食生冷，
风中坐卧。先用黄蜡丸搽上下牙关，再进加减排风汤。

黄蜡丸

黄蜡二钱　枯矾二钱　牙皂一钱

先将蜡熔化，加矾、皂入内，和匀，候温擦牙。切不可咽
下。擦后，开水漱净，再服排风汤。

加减排风汤

麻黄五分　防风六分　白鲜皮八分　白菊花一钱五分　杏泥一
钱　独活四分　当归四钱　漂术一钱五分　半夏一钱　甘草六分

煨老姜引。

胎前瘫痪

此症一时手足不能运动，乃胃中多痰，闭塞气血所致，宜
用疏痰调气饮。

疏痰调气饮

半夏一钱　浙贝一钱五分　文党三钱　陈皮一钱　南星六分
当归四钱　楂肉十五个　香附一钱　乌药八分

不用引。甚者加竹沥二匙，姜汁一匙。

胎前腰痛

此乃血气固胎，不能养肾，肾经水亏，以致腰痛难忍，宜
服猪肾丸，再服安胎饮。

猪肾丸

猪腰一对，用小茴香四分，青盐五分拌炒和匀，久蒸熟，焙干为末，熟地汁为丸。空心，酒送下五十丸。

加减安胎饮

当归四钱　川芎一钱二分　熟地四钱　漂术一钱　菟丝饼一钱五分　杜仲一钱五分　淮山一钱五分　续断一钱　阿胶一钱五分　煨木香四分

桂圆肉五分引。

胎前头痛

此因风寒入脑，阳衰不能发出，宜用屏风散。倘有故疾，一时不能见效，问明加减。

屏风散①

生芪一钱　防风六分　白芷六分　黄菊花一钱　藁本六分　杭芍五分　甘草六分　当归三钱

不用引，食后服。

胎前泄泻

胎前泄泻，不可一定论之，宜察四时之气，分而治之。或有饮食不调，多食水果所致，总宜以藿香散加减为主。

藿香散

藿香一钱五分　陈皮八分　紫苏五分　川薄六分　腹毛六分　半夏一钱　砂壳六分　漂术一钱五分

煨姜引，或乌梅引，砂壳或改用仁。

胎前胃气痛

胎前胃痛不能忍者，多因肝气不调，胎气不顺。只可轻轻

---

① 散：原作"汤"，据上文改。

为之止痛。用乌梅一个煎汤，摩干佛手五六分，服二三次。

胎前大便闭急

此因脾土燥，大肠经涩。以理脾润脏为主，宜用养血通润散。

养血通润散

当归四钱　女贞六钱　陈皮一钱　叭杏四钱　枳壳六分　炙草八分　苁蓉一钱五分

不用引。

胎前遍身痒甚者

此因皮毛中风湿，不必服药。先用炒荆芥穗擦之。不愈，再用樟脑调烧酒，擦之即愈。

胎前阴痒

有孕不节房事，阳精留蓄，因而作痒，用川椒、白芷、葱白煎水洗。

胎前乳肿

胎前乳肿，发寒作热，名为内吹。用小皂角一条烧过存性，酒调，饭后服二三次。外用柚子叶烘热，不时擦之，至散为度。

胎前消渴

此症血少，三焦火胜，宜四物汤加生地三钱，炒黄柏炭八分，去心麦冬一钱。可服二三剂。

胎前咽喉痛

此乃风火内闭，胃有痰涎，宜散解风火，用升麻桔梗汤。

升麻桔梗汤

升麻五分　防风六分　桔梗一钱　甘草六分　小生地三钱

蜜蒸建乌梅一个引。饭后服。

子　烦

此症胎至七八月，因肺脏阴火上乘于心，则心烦。停痰积饮在胸，气懑冲心，亦烦。若热烦，宜清解。若停痰，必呕。宜顺气利膈。烦退，务服安胎饮，仍摩羚羊角尖引。

犀角饮

麦冬八钱　地皮一钱　生地二钱　白菊一钱五分　条芩八分
竹叶五分　茯苓八分　甘草六分　天冬一钱五分

摩犀角引，或摩羚羊角尖亦可。

二冬饮

麦冬八分　天冬一钱五分　生地三钱　人参六分　知母八分

顺气利膈饮

苍术一钱　枳壳五分　香附一钱　神曲一钱　山楂十个　白菊一
钱五分　瓜霜六分　葛花一钱五分　陈皮八分　条芩一钱　甘草六分

煨木香引。

子　痫

孕妇忽然不省人事，角弓反张，须臾即苏，状似中风，名曰子痫。必兼风邪所致，宜用羚羊角散。

羚羊角散

防风六分　羌活六分　五加皮一钱　生苡仁四钱　白菊一钱五
分　当归三钱　川芎八分　杏仁一钱五分　煨木香四分　条芩一钱
甘草六分

摩羚羊角尖三分引。病退仍服安胎饮，少加摩羚羊角尖引。

子　悬

胎气不和，怀孕过热，以致胀懑，或痛或不痛，谓之子悬。

恐后难产，宜服紫苏宽中饮。

紫苏宽中饮

紫苏一钱　人参八分　陈皮一钱二分　香附一钱五分　郁金八分
杭芍五分　归身四钱　川芎八分　腹毛一钱　神曲一钱　炙草八分

不用引。

子　淋

此症由内热所致，热结便闭，闷气不通，宜用安营散。

安营散

麦冬八分　通草一钱五分　滑石六分　当归三钱　人参五分
细辛一分　甘草六分　木通八分

灯心引。

胎前恶阻

胎至八月，忽有吐逆，不思饮食，腹作胀。此乃胎元气不
和，因而恶阻，宜用和气散。

和气散

陈皮一钱　桔梗一钱　川朴六分　砂仁五分　苍术一钱　小茴
三分　益智仁五分　当归三钱　藿香一钱五分　腹毛八分　炙草六分
煨木香五分

半空服。此方本有母丁香，去之。恐其性燥，愈不得和。
改腹毛、木香。余仿此。

胎前八九个月孩儿攻心

胎前孩儿攻心，此乃过食椒姜煎炒等物，兼之俗人劝食鸡
为补胎之要药，至令热存上焦，令孩儿不安，胜如夏令加重絮
裹。盖受热难安，以至于此，手足乱动，上攻至心，母不能安，
速用凉膈和中散。

凉膈和中散

生地三钱　连翘六分　白菊一钱五分　天冬一钱　条芩一钱
云连四分　石莲一个　当归三钱　花粉一钱五分　甘草六分

磨羚羊角尖三分引，雪水煎服亦①可。

胎前至六七个月气紧发热不能卧

此症多因受风寒，再加乱食生冷煎炒等物，寒热相并，至
令肺气不清，胃气不降，胎气不调，紧闭上焦，宜服紫苏安
胎饮。

紫苏安胎饮

紫苏一钱　桔梗一钱　化红六分　泉曲一钱五分　山楂十五个
桑皮一钱五分　腹皮八分　竹叶六分　当归三钱　甘草六分　白菊一
钱五分　条芩一钱

不用引。寒重者，加前胡；内热重脾气旺者，少加熟石膏、
炒知母。

胎前衄血

胎前鼻中常流鲜血，名衄血。因母爱食煎炒热物，至令血
热乱行，上冲胞络。只用凉胎之法，不可用四物汤，宜服衄
血丸。

衄血丸

生地二钱　蒲黄一钱　扁柏炭一钱五分　黄芩一钱　桑皮一钱
白菊一钱五分　甘草六分

用雪水煎服。

胎前漏红

身已有孕，红宜归藏养胎润脏，岂可见漏？每月一至，如

---

① 亦：原作"六"，据抄本改。

经行应期，此是漏也。皆因房事不节，兼过食煎炒热物，以致血不归藏，宜用扁柏饮。

扁柏饮

扁柏炭一钱五分　当归三钱　川芎八分　条芩一钱　阿胶二钱
熟地二钱　炙草一钱六分

百草霜炒，过筛，末二三分，万不宜多用。少则止血，多则破血。莲荷蒂五个引。

胎前赤带

胎前赤带，如猪肝水常下，妇人精神短少，亦宜扁柏饮去百草霜。方见前。

胎前白带

此乃血虚火盛，性气不和，宜先服青苔散，次服闭白汤。

青苔散

青苔，即天井男人洗脸水所倒之地，积久生苔。女人搽粉者不可用。洗净，晒干，炒至黑色，酒调服四分。

闭白汤

金尾狗脊二钱　真阿胶二钱

二味熬汤，可服四五剂。

胎前气紧咳嗽脸红

胎前气紧脸红，咳嗽不止。其经每月无期，忽来数点。日午心烦，气逼咳嗽。断不可作痨①症，此乃郁火所至，带病受胎之故②。治先用逍遥散，退其烦躁，次用紫菀汤，止其咳嗽。

---

① 痨：原作"芳"，据《宁坤秘籍》《胎产新书》改。
② 受胎之故：原在"逍遥散"之后，据上下文乙正。

二方俱见前①。

胎前动红如流水者②

此症多因跌伤，血涌如流水，急用胶艾汤以止其血，次用安胎饮③以护其胎。胶艾汤方见上。

安胎饮

阿胶一钱五分　人参八分　当归四钱　川芎八分　熟地四钱小茴三分　大茴三分

二茴不可多用，只可作引。百草霜二三分，荷叶蒂五个引。空心服。

胎前小便不通

此症别无他恙，忽有小便不通，因胎不能转运，宜服八味汤。

八味汤去附片加车前少许

熟地四钱　丹皮六分　泽泻八分　山药二钱　萸肉一钱　肉桂二分　车前五分　甘草六分

不用引。

胎前八九个月大便不通

此乃大肠经热极，兼胎气所闭，只用加味大黄汤。

加味大黄汤

熟黄一钱五分　大腹毛八分　当归四钱　条芩一钱五分　女贞五钱　炙草八分　苁蓉一钱五分

食远服。气弱者加人参一钱五分。

---

① 二方俱见前：原脱，据抄本补。
② 胎前动红如流水者：原脱，据目录补。
③ 饮：原作"散"，据目录改。

临产须知

凡临产之难者，皆因坐草太早，非真产之时。腹痛之初，儿身才转，即以为产。催其用力破水，是以有横生倒生之厄。若身未顺而偏生者，或左腿，或右腿。虽儿已投门而不能下，但云露顶。非顶也，或左右额角也。速令产母仰卧端正，稳婆轻推儿近上，以手正其额，用力一送即下。又儿头之后骨偏在谷道，露顶未正。令稳婆急于谷道外，轻推头正，用力一送便下。或儿先露手足，先以盐涂足掌，急轻搔之，并以盐涂母腹。又用小针于儿手足心，轻轻针一二分，三四处，略向上送。儿痛惊转，一缩回头，可保生下。但产妇初腹痛，不可惊动。即将保胎佛手散煎一剂服，再加米饮粥熬服。静坐端正，令儿身一转，自然顺下，可免两伤。

治横生逆产久不能下方

用全身蛇退一条，酒浸洗净。蚕退故纸一张，系养蚕原日之旧纸。二味入新瓦罐内，罐外加盐泥封固，不可泄气。入火内煅，审其煅过时，即行取出。不可令其烧过，存性，过则无力。共为细末，用乳香一钱煎汤调服。

又霹雳夺命丹

治难产已久。其母目翻、口噤、面黑、唇青、口中沃沫者，凶。子母命在须臾。若观其脸色微红，子死母活。急用前方加少壮人头发，皂壳洗净煅炭存性，合乳香一钱，黑铅一钱五分，水银七分五厘为末。用豮①猪心血和丸，梧子大，金箔为衣。

---

① 豮（fén 焚）：同"豮"，去势之豕。

每服二钱，要倒流水送下。此方急救其母，子能下，母能活。否则，俱亡。若能子下母活，尤宜慎重调治，总以生化汤连进二三剂为主。

产时防血晕法

产时必先预备秤锤、硬石子，入火内烧红。及儿下地，取小盘一个，注好醋斤余。将烧红锤、石入醋内，令产母鼻闻醋气，神气清和，断无晕之症。往往误作虚晕，错用参、芪，一服即死。产后胞久不下者，速照前法。安慰产母，即服生化汤一剂，恐血上乘不治。并用红枣、茶叶、荞麦壳和入熏炉内，安放产母房中，用火烧熏，以辟秽气。

治儿已生下胞衣不下用倒勾龙神验方

倒勾龙一条，即年久屋尘垂下复勾上者。此尘空间经久屋内方有，茅茨上更多。而茅茨内取得者，其效验更为神速。用瓦焙干，忌铁。煅研成末，水酒各半调服。产母端坐，一响即下。仍要静养高卧，切不宜矮睡。停一二时，再服生化汤一剂。晚服童便一碗，开水冲服。可吃陈蚤①米稀汤一二碗，高卧。次早仍先吃开水冲童便，后复生化汤。令瘀血自②行，新血渐转。多剂尤妙，可保无恙。

治难产方

用墙上或高处蛇退壳一条，要取头向下者。焙干为末，加上寸香五厘，和匀，用乳调成膏，贴脐上。务要产下即去，断不可久贴，久贴受害非小。慎之！慎之！

---

① 蚤：通"早"。《广韵·皓韵》："蚤，古借为早暮字。"
② 自：原作"目"，据抄本改。

临产破水时可服佛手开骨神验方

秦当归八钱四分　川芎三钱二分　海螵蛸二两　大龟板全个三四两者佳　天葵子五分　茺蔚子五分　生怀地五分　陈皮一钱五分　苏兜三钱　条芩一钱二分　续断一钱　炙草八分

柞木枝五寸引，如无亦可。此方药料务要先预备二剂，初生者恐一剂不得，加一剂。必要服药后久不产，方可加。年老体弱者，加人参，去葵子、茺蔚子，减螵蛸一两。

产后用加减生化汤[①]

产下，产母务要高睡，即服开水一碗。停半时，用开水冲童便一碗频服。约二时候，再服生化汤一剂，方可吃粥饭。否则，恶露不清，脾胃受伤，变症亦多由此而来。

加减生化汤

秦当归三钱　川芎一钱二分　桃仁十粒　益母草二钱　干姜五分　炙草六分　姜炭六分

稀沙糖五钱，童便半碗和。有受风寒者，加苏梗一钱，炒荆芥六分，陈皮八分，南楂肉廿，匀服。逢冬天大寒时，干姜重用，夏秋宜于斟酌。服至瘀尽痛止。

产后宜忌[②]

产下最忌食鸡鱼，宜久斋。斋久，脾气健，血色清，信期无后患。气血清和，且保一生少病。素菜中云耳断不可食，食则后产艰难，受害多端。夏天当暑不宜用扇，冬天值寒切不宜近火。

---

① 产后用加减生化汤：原脱，据目录补。
② 产后宜忌：原脱，据目录补。

胎死上喘

因母患热症，治者未能得法，久延伤胎，令子不能降生作喘。速看母舌，黑青色者，子已死矣。或因难产失忌，亦至于此。速用①黑神散。

黑神散

熟地五钱　蒲黄一钱五分　干姜八分　当归五钱　赤芍一钱　桂心六分

用酒同水煎服。

又斩烂散

肉桂五分　白芷一钱　滑石二钱　斑猫②三个

煎服。若面色不青，舌不黑，指甲带红，其子犹生，不可轻用此方。

气逆逐胎令胎横速用酒浸益母草加童便对服再进如圣散
如圣散

葵花子半合为末，热汤调服二钱。若顺产门不下，用热酒调，加童便进服，血见黑即止。此药固血，又克子血。

---

① 用：原作"同"，据抄本改。
② 斑猫：斑蝥。原作"班留"，据抄本改。

卷　三

产后较胎前病窦更多尤宜慎重

胎前养血固胎，按照逐月调治，兼能节饮食、慎寒暑，不贪燥烈生冷各味，忍性爱身，戒房事，少劳动，即属防患于未萌，而可避危于无形。唯既产以后，即顺产者，虽未大伤元气，而血则已虚矣，病窦百出，实难预防。其要总在行瘀生新，瘀血不尽，新血不生。倘恶血上逆，必难医治。治者能依丹溪之法，用生化汤为主，百无一失。切不可执己见，另立方散，以至误害无救。或有风寒暑湿，饮食不节，七情六郁所犯，俟三日后瘀尽，见症加减，斟酌调治。产过一月，产妇或有久积旧病，藉此时转换气血，亦当缓缓治之，可以痊愈，总不得离却归、芎要药。产后一百二十天，胎为大满月，气血至此回环满足。若因产受病，未出大满月之期，仍宜慎重，稍误便成伤劳。近时生产之家，一见产下，即便安心，漫不介意。俟病来，又任人妄治，毫无主张，至死亦不知其何故。

产后所忌所宜①

产后七日所忌

一忌矮坐，二忌梳洗，三忌更衣，四忌忿怒，五忌冷水，六忌寒烤火，七忌夏用扇，八忌鸡鱼，九忌盐醋，十忌辛冷。

产后三日所宜

一宜多食童便，二宜多食稀粥，三宜少食干饭，四宜多食

---

① 产后所忌所宜：原缺，据版心文字补。

沙糖。

以上十四条果能确从，再自安养，瘀恶自降，新血自转，脾气健运，乳必充盈，小儿亦安，并保后产安顺，到底不受产后之害。或因产难，为风寒所侵者，后开熏被妙方。

取手炉三个，前腹边放一个，后腰边放一个，两膝下一个。用微火入真蕲艾一团，如福员大。烧之，令烟熏入肌肤。上身盖紧，勿令烟入口鼻，反至受害。艾尽，再添一团。每炉烧至五团可止。每添艾，从脚下拿炉出外添入，仍紧紧盖好。其寒必散。倘严寒伤重者，如前再熏一次。

一论血块

医书有云，妇人病症，倍于男人。因有胎产一节，千疮百孔，而治之为尤难也。大抵总不离乎阴阳二理，明乎气血盛衰，便是主恼①。气血盛者，经调胎固，临产自安。产后余气亦足，脾气亦旺，瘀恶不停，新血随转，犹如浊水一去，清水即回。否则，气血两亏，阴阳不相贯注，百病必然错出。或有贫苦之家，未得调养，又且劳虑伤神，气血皆亏，肝脾不和，产后瘀血难行，久积归脏。此因贫所致，平日欠于调养。至于富贵之家，安享快活，纵欲宣淫，平时饮食过补，稍病则不离桂、附、芪、术。所犯偏阳，阻气戕阴，更由骄侈为之厉阶。贫富不同，医家当先辨论，非可一概视之也。古方产后多以苏木、棱蓬攻治块痛。在补实之人，可以受之。若贫苦虚弱，亦为之破气攻血，愈令块不能下而重戕之，使更虚怯。后之学者，茫然不辨，众口混传，互相沿习，贻害不少。且时殊世异，古今人不相及，

---

① 恼：疑作"脑"。

气血精神，何能如前人充足？故首论及此，传告同仁，勿遇血块症而专以攻法治之，以误人性命。必遵丹溪之法，产后养血行块，块下理气调血，名为生化汤。此去瘀生新之圣功也。大抵产后恶瘀，因气血皆虚，不能直下，存积腰间作痛。甚有气不能转运，忽然昏迷晕厥者，切勿妄认为恶血抢心，乱用破血之药；亦不可投独参汤，以致登时害命。只频服生化汤二三剂，使块行痛止，便神气清爽，舒畅安宁。

二论血晕

凡分娩之后，眼中似见黑花，头脑晕眩，不醒人事。此症不一。有初产者，临时过自恐惧，兼之腹痛难忍，以致心神散乱，不能自主。又有产后虚火上升，恶气上冲，一降一升，互相搏击，驳别混淆，故神气昏愦①。然此说难于明指，犹之阴阳阖辟，阴战于阳，而密云昏蔽，烈暑雨雹。一种理窔，可为意会。人只将阴阳会合之理，微微觉察，则知虚火上升，恶气上冲之故。又有因劳顿过甚，而气竭神昏。又有因久产不下，去血过多，气脱神昏。又有痰火乘虚上泛，而神不清。此皆魂不能随神往来，而气机扞格，宜急用生化汤，以行血定痛。一面用打醋坛一法，令其神收气转。切勿作气血两脱，乱用独参汤。亦不可用古人牡丹夺命等方，以致败血。此二种治法，必多损命。再临产之时，必预煎生化汤及煨秤锤，备好醋，以防血晕，免至临时无措。又儿生下时，举家不可喜得生男，忘顾产母。母亦不可专自顾子，不暇自顾。又或产女，不宜忿怒，防气逼血逆，恶露上冲。倘遇此症，宜速用开水冲童便灌之，再速用生化汤加行气行血之药，仍

---

① 愦：原作"溃"，据抄本改。

以沙糖、童便为引，救迟难保。

三论厥症

凡产后用力过度，因难产受伤者，劳苦伤脾，内脏不能贯注于四肢，故冷而发厥，虚气上冲。经云，阳气乘①于下，则为寒厥是也。行权济急，非大补不能。益气归原，回阳而复神，非参不救。但须防恶露上升，中空上逆，必用生化汤，倍加参、归频服。厥止有汗，加麻黄根、蜜炙经霜桑叶一钱，即用参麦汤代茶。此经验之确论，毋庸疑议。或有厥逆兼冷泄，类于伤寒，决不可用四逆汤。仍用倍参生化汤，少加久煨老姜、熟附一二片、上桂二分引。有汗，加麻黄根一钱，炒枣仁一钱，则可回阳，又可行逆。参、归之功大矣，切不可用芪、术，贻害无穷。或过七日后，恶露尽而厥者，宜用滋荣益气复神汤。大抵产后晕、厥二症相类，皆气血并竭，神将去而机欲息，仅有一线生机。若非从权救急，岂能挽将绝之元神？但晕在临盆，急症尤甚于厥，即宜频服生化汤二三剂。先补血分之亏，使块化血旺，神清晕止。产后晕、厥二症，断不可乱用芪、术。唯年老产多者，少加人参，外再用蕲艾烘被之法。方见前。

四论血崩

产后二三日，忽然血下多甚，必观其血色之红紫，神气之虚实，精神之有无。色紫有块者，乃败血也。产母气转血行，前所积瘀下达，切不可作崩治。而或有痛者，行瘀带动也，可服生化汤。而色红无块，不痛来涌，乃属惊伤，心不能为主，

---

① 乘：《素问·厥论》作"衰"。

怒伤，肝不能藏血，劳伤，脾不能统血。三者之伤，皆血不归经，宜用生化汤，去桃仁，加蒲黄、炒阿胶，少用童便引。频服，则行中有补。若崩时形脱，有汗气促，宜用人参生化汤，去桃仁、炒胶。此益气生阴之道，切不可用棕灰等药以止之。如生产半月以后，又当分辨治之，则必以滋荣益气为主。

五论气短似喘

产后血脱，劳伤过甚，无所归宿，致呼吸出入违常。不知者漫谓痰火散气，乱用化痰等药，误人至死多矣。夫肺受脾秉运，生气脉，通水道，司呼吸，清肃上下，调和荣卫，行于周身，此平人之常气也。若值产后血亡气脱，呼吸短促，言语不能接续，似属喘症。知者不待胗问自明，只用加参生化汤。

六论妄言妄见

产后有妄言妄见者，皆因气血两损，而神魂无所依附也。夫心窍藏神主血，而言乃心之声也。心血足而神存，则言不妄发矣。肝藏魂，而目乃肝之窍也。目得血而司视，则眸子瞭然而视正矣。产后气血暴竭，故心神失守，言语支离，肝魂失依，睛光恍惚。况心为一身之主，目乃百脉之宗，虚症见于心目，十二官各失其司，是以视听言动，皆有虚妄焉。治法当先论瘀血有下否，其痛缓急若何，儿下之后血下多少若干，先服生化汤两三剂，以化块定痛。痛止瘀尽，即继服人参生化汤，或补中益气汤，加安神定志丸。倘产久失调，瘀又未尽，此即虚中夹实之症，便宜于大补之中，佐以行血行气之药。及至药力完足，其病始可望愈。病家无求速效，医家勿论邪祟。若使司巫治之，喷以法水，愈令神散，必多不救。治至此等症，医家要立定主见，切不可日日改方，希图微利。服至数剂，其病见效。再审气血衰旺若何，加减宜慎。丹溪云：虚病疑似邪祟。欲逐其邪，先补其虚，调其气，养其血。次论诸症之轻重。自古治虚弱人，有扶困之确论，但人不能体认，反言攻补相同。谁知用药之中，等分不同，讲究深矣。医家治产后老年久病，俱宜审明治之。

七论伤食

凡妇人自受胎始，以至产后，未有不伤脾者，而膏粱之家，饮食无度，脾胃尤伤，故谓产妇宜于食稀粥，并宜多餐少食，淡素为妙。不善调摄之家，唯虑产后虚弱，以多食为有益，以肥甘为补，致令脾愈不健，凝滞血脉，渐不能食。治者一味消道①，病家见一剂不效，即更一手。千手雷同，轻症加重。顿令正气损败，益增溏胀，不思饮食，闻饭气而厌之。医家遂谓胃绝不救，岂非一误而再误乎！然则何以治之？只须服加味生化汤。而伤重畏饭气、久不思食者，用长生活命丹。先将锅焦饭为末，用水酒一钟，同开水稀调五钱，令其缓缓渐服，再将参陈汤频频服。如此数次，令其胃胜脾强，逐渐调理，再少进食。勿令多食，复伤不治。

八论忿怒

凡产后偶因忿怒伤肝，气逆不舒，胸膈溏闷，阻血作痛。先用生化汤加香附三分，摩木香三分，或摩干佛手四五分，或

---

① 道：通"导"。疏导，先导。《左传·襄公三十一年》："不如小决为道。"

酒摩川郁金三四分为引，服至块化气散去引。此顾产以顺气，并行而不悖也。若轻产重气，过用散气之药，必损元气，而懑闷益增，必至大害。重虚必败，实非善治之法。若或怒后，兼有伤食胃寒，当审所食何物，按其根由，加略为消食散寒之品。或至七日之后，无块、痛二病，则用加参生化汤，仍以顺气之药为引。

九论产后类疟

凡产后有寒热往来，每日应时而发，此症似疟，切不可专作疟治。夫血气虚而寒热更作，元气弱而外邪易侵。虽至寒来战栗，火不能温。热若燔炙，冰不能解。或日轻夜重，或日晡更甚。其症虽同于疟，而治者必当滋荣益气，以退热消寒。汗大，必用麻黄根。若头有汗而不及于足，此乃孤阳绝阴之危症，当重用归身、生地之剂。或受寒深重，加酒浸川羌、防风、葱白为引。积食，加上神曲、麦芽。肉积，加山楂。热重，加青蒿。受暑，加香薷、乌梅。其柴胡汤、青皮饮二方，俱不可用。至常山、草果，尤万万不宜用。即凡治平人疟疾，亦不可用。此二药，令疟止不能透发，邪伏愈深，后来变症无穷，次年仍至发疟，其症愈重。宜用舒肝扶脾引。

十论伤寒二阳并三阴

凡产后七日内外，发热头痛恶寒，毋专作伤寒太阳症治；发热头痛胁痛，毋专作少阳症治。皆因气血两亏，阴阳不和，而类外感，虚中之实。热寒，头痛必甚。慎勿轻产后，执偏门，用麻黄汤以治太阳症，用柴胡汤以治少阳症。且产妇脱血之后，而重发汗，则虚弱之祸，有不可胜言。仲景云，血家不宜发汗。

丹溪云，产后不可发表。非谓产后真无伤寒也，非谓麻黄、柴胡之汤之不对症也。诚恐人执偏门而轻产后，泥成方而发虚症，顷刻送人性命耳。所以明知其感冒，而必以生化汤治之。汤内本有芎、姜，亦能散之。或加紫苏、神曲、炒荆芥，亦可见效。《内经》云：西北之气散而寒之，东南之气收而温之，所谓同病而异治也。治法之各别，经意固以东南方人秉气薄弱，西北方人秉气坚厚。然治产后之虚劳，初不可专执地气，而泥阴阳五行之资秉以为定论也。盖产后重虚而用补，微微佐以散解，所为固其本而后治其末耳。产后凡病皆然，不可不明也。而产后类伤寒，有三阴症者。潮热有汗，大便不通，毋专论为阳明症；口燥咽干，毋专论为少阴症；腹满咽干，大便固结，毋专论为太阴症。又汗出谵语便闭，毋专论胃中有火，燥粪宜下。以上此数症，多因劳倦伤脾，运化稽迟，气血枯竭，肠胃干燥，乃虚症类实。医家毋偏门轻产而妄议承气汤，以治类三阴之症。屡见妄下成臌，误导反结，泻不止者，宜养正通幽汤。

十一 论类中风

凡产后发类风症，此病多由于肝。肝主风，主气，主怒。因血虚而气不调，故外邪引动内风，陡然而发。又瘀血未尽，新血未生，筋骸无所滋润，以致口噤牙紧，手足拘挛发搐，如中风之状。又类痉痫，虚火上泛，痰气上壅。治者毋执偏门，专以治风消痰之剂，总要顾产后，重虚弱为主。盖冲任为血脉之海，经脉流利，则筋骨强劲，而关节有养矣。宜生化汤，重当归，去桃仁，加炒荆芥、化红。一二剂后，即用人参益气汤。如痰重有火，加橘红、竹沥、姜汁、炒实芩，并可用滋荣活络汤。

十二论发汗

凡产后发汗，由产之难。劳伤脾，惊伤心，怒伤肝。经摇体劳，多出于脾。惊恐，多出于心。动气，多出于肝。三者伤一，汗发不收，切勿施收敛之药，速用宁神养血汤，汗自可止。而兼血块作痛，芪术亦不可遽用，宜生化汤加麻黄根、浮小麦，以消块痛。随服加参生化汤，仍加麻黄根、浮小麦。若汗出神色有变，恐亡阳而脱，又当从权求急，且用加参生化汤，不必拘泥块痛。夫汗乃心之液，荣于内为血，发于外为汗。产妇亡血之后，又多发汗，惊心伤神，虚不能镇守其精液，汗漫。治当健脾胃而散水，令精归肺①；益营卫，使血源贯注四肢，不致泛溢为汗。夫产后之汗，因属亡阴而虚阳偏盛，故《内经》云，阳加于阴则发汗②，遇风而变为痉痫必矣。

十三论盗汗

产后睡中汗出，醒来即止，犹鼠辈乘人睡熟而偷窃，谓之盗汗，非可与自汗同治。

十四论口渴小便不利

凡产后口燥咽干并小便不利者，由产后去血汗过多，又劳倦伤脾，不能运行津液，则是化生之气不运，渗泄之会不行。上无津液流通，而有咽干口燥之症。下气不升，而有脾胃闭关之候。治法必当助脾益肺，升举合宜，则气化流通，阳升阴降。

---

① 肺：抄本作"肾"，《胎产新书》作"脾"。
② 阳加于阴则发汗：《素问·阴阳别论》作："阳加于阴谓之汗。"

斯水入经，为血为津，谷气入胃，生长气脉，自然津液通而利，上下均调矣。若作干燥为火，用芩、连、栀、柏以降之，以便闭为水滞，以五苓散通之，必至成劳。温之益之，因留燥而濡之，审察病情，斯治之无失也。

十五论类痉

凡产后发汗过多而变类痉症，口噤不开，背强而身直，气息不和似绝者，宜速用加减生化汤。

十六论泄泻

凡产后泄泻非一，有飧泄、洞泄、濡泄、溢泄，皆水谷注下之故，复因气虚食积与湿也。气虚宜补，食积宜消，湿宜燥，分明以治之。若恶露未尽之时，难以骤补、峻消、清燥，宜先服生化汤一二剂，去瘀生新。加茯苓以利水道，始无涩滞虚火。若至旬日外，方可论杂症，仍宜量人虚实以治之。而痛下清水，腹鸣，饮食不化者，以寒泄治之。而粪赤黄，肛门作痛，又必以热泄治之。又或饮食过多，伤脾成泄者，自属噫气不清，积食熏人。又或脾气久虚，食下肠鸣，即欲下解所食之物，而乃觉宽快者。其症各殊，寒则温之，热则清之。伤脾分利，健脾兼消补。细思审处，方不任过。

十七论飧泄

产后完谷不化，名飧泄，因产劳倦伤脾，致食不能转运。夫水谷入胃，藉脾健运，布散于肺，通调水道，使气行于四肢，足以养人。今劳伤于脾，气不能司转输之职，故冲和之气不能令，而完物出焉。若瘀尽痛止，速服参芪智术散。

妇科指归

五八

十八论痢症

夫痢之为疾，因腹内寒暑热积兼肥腻生冷，凝结而成，致有红白，不能利达而名之也。古人概论治痢成法，总之清利下行。所为痢者，利也，结热不解，积气上升，病害最大。产后或有此症，恐有恶露交相罗织，故在产下七日内者，诚难治。何也？将为之推荡利下，恐元气不足，必瘀恶不能下降。将为之滋荣益血，去瘀生新，又使痢不能扫清。非若七日以外，瘀尽痛止，元气稍静，血渐归经者，较易调治。唯用生化汤加减，先令服童便一碗，少停再服汤药。脏结不解后重，加香连丸送下。而痢清瘀尽，速宜理脾，固胃养血，务遵用加参生化汤加减调理为主。

十九论霍乱

产后劳倦，脏腑空虚，内气不足，至运化不转，或春受寒，夏受暑，阴阳升降不清，浊气行于肠胃，冷热不调，邪气相搏，上吐下泻，名曰霍乱。在七日内，用生化汤加砂壳等药。七日外，吐泻不止无瘀者，用温中散。

二十论呕逆不食

人之胃府，为水谷之海，助脾气身旺，化为气血，荣润脏腑，决无呕逆之症。至产后多属劳伤，脾气不旺，运化不清，寒邪易乘，渐入肠胃，则气逆呕吐，食不下咽，宜用加减生化汤。

二十一论水肿

凡肿症，前人之书已有详论，今以产后患此症者言之。产后半月，忽然四肢浮肿，皮肤之间，隐然光莹之色。乃脾虚不能利水，肾亏不能制水，宜加健脾利水补中益气汤。

二十二论怔忡惊悸

凡产后有怔忡、惊悸二症。去血过多，则心中躁动不宁，谓之怔忡。若惕然而惊，如有人追捕之状，谓之惊悸。此二症唯调和脾胃，补养气血，俾志定神宁，气候安舒，则病愈矣，宜加减养荣汤。

二十三论骨蒸发热

凡产后有骨蒸发热者，皆产前产后调理不善，医药误害，变伏此症。盖产后必先为之去瘀，恶露未尽，浊气流行，久之，血变成热。此热由内发外者最重，少年气血旺者可救。善治者，必观形察色，细胗脉息若何。倘内外枯数，必渐成劳。而中年经绝者，多难治矣。前言产后宜多吃童便者，不一而足，诚去瘀生新之妙药。先以童便，继以益气养血之剂，决不至此。抑或饮食不调，寒热两伤。行经时，或食煎炒辛辣，误伤血分，以致内热。亦须调治得法，先为疏通外邪，既则清理血热，继则调气凉血，热退而肌肉已有润气，然后渐为滋养，庶保无虞。

二十四论胃痛

产后有胃痛者。胃脘在心之下，因受寒及伤冷物而痛者，其痛紧逼于心，故俗呼为心痛。夫心为君主之官，握生血运气之权，贯通经络，统属百骸，气血盛则舒泰安宁，气血衰则怵惕惊悸。安得有痛？若果心痛，则手足指甲毕现青黑色，且发而夕死，夕发而旦死。故凡痛皆当作胃痛治之，以生化汤加减，散其胃中之寒，消其胃中之冷，无有不安。产后往往有胃痛、腹痛，二症相类。其瘀恶上攻于心则胃痛，下冲于腹则腹痛，治法均以生化加减用之。

二十五论遍身痛

产后遍身作痛，必因产百节开张，血脉流散，则经络不通，骨节不利便，是以转动不安，举止不自如。或兼头痛，切莫作伤寒治，误用散表之剂以发汗，使筋摇脉动，手足厥冷，变症多端，速用止痛散。若漫肿不痛，乃血气不足，元气大伤，最难医治，宜十全大补方。

二十六论淋

产后气血两亏，阴火热积，脬中内虚，则小便数频，热，则小便淋涩作痛，名之为淋，宜用茅根汤治之。

二十七论流注_{此症必须忌口}

产后患此，因恶露流于腰肾腿足关节之间，或漫肿，或结块，久则作痛，肢体倦怠，皆由产下未服童便。每日必须早晚各服一次，或入生化汤为引，能服三日，必无此症。宜急用葱熨方外治，散之为妙，否则必溃。熨后，宜服参归生化汤，以散滞血，无少缓也。

二十八论阴蚀五痔

妇人阴户生疮，名曰䘌疮。或痛，或痒，如虫行状，脓汁淋漓，阴蚀几尽。此疾极恶，久之难治，由心肾郁火久蓄，致胃气不升，阴火不清，气血留滞。经云：肿痒廯，皆属于心①。治之当养心调胃，外加熏洗引导治法。

二十九论大便闭误下成胀

产后去血过多，肠胃燥涸，劳倦伤脾，转送迟缓，日久大便不通。此平常事，不必作病。医家不察脉息，不顾是否，唯知通导，误用大黄等方，伤其脾胃，愈结愈闭，变成胀懑。倘再攻之，断无生理。必遵丹溪，按方治之，自然可通。此等症倘遇劳伤者，决然无救。服峻厉之方，实同利刃，岂不痛哉！特书告同志，凡治产后并病后虚结之症，务遵丹溪，毋弃活人之法，而用害人之方。

三十论乳疖

此因产后不自调养而成者，或产时劳伤气血而成者，产后恶露虽尽、浊气未清而成者。平日气旺年壮，一时不发，后因寒因热，因乱食生冷热物，渐次发之，或因受害于鸡，闭火闭寒闭气，又或小儿食乳后不即掩怀，听其伏乳而睡，鼻息吹之，俱致病此乳疖。其疖结在乳之上，或在左右，结成一核，按之微痛。此症初起稍轻，即宜先散寒，次清热，再行气消散治之，始免后患。有劳伤而发者，一起即肿痛，名为乳痈。初可吹散，久之溃烂流脓。气血旺者易治，虚弱者难医。又有一年两载，不觉乳内有一核，按之而动，渐渐时痛时愈，不肿不溃，名为乳崖。此症积渐深固，气血旺时，藏之不露，肝气一发，痛之

----

① 肿痒廯皆属于心：《素问·至真要大论》作"诸痛痒疮，皆属于心"。

必甚。只宜调气养血，从肝、脾二经治之，略加消散之药。切不可用攻托升补，误药必溃，溃则受害不小。及每年发时，治法亦只如前，宜养不宜治。此所为延年之病也。

试验产后生化汤

凡产后气血暴虚，理当大补，但恐恶露未尽，补反致害。惟生化汤最为平妥，去旧瘀，生新血，转易甚快，实为行中带补之良方。此方创自丹溪，予试验数十年，万全无失。如以四物理产后，误人多矣。地黄性寒滞血，芍药性酸伤肝，勿以为轻，轻亦受害。且更有咄咄怪事，产妇往往食鸡，未弥月之时，以鸡为固胎，临产之时，以鸡为助力。夫鸡属巽，属风，风起火动。火之作虐，为闭，为塞，令血成块。而产妇养胎赖血，临产赖血，使血而为之闭且塞焉。其能固胎欤？抑能助力欤？无如相习成风，牢不可破。为揣其意，殆谓世之产妇，十有什一食鸡，而未曾十有九败也。不知幸免于当日，未必不贻患于异时。不特贻患于产妇，且贻于所生之儿子。今之人所以多病伤劳者，昏由于在母胎中，禀受其母之食鸡之燥与毒也。甚有用黄芪蒸，用胡椒炒者，荒唐如此，言之不胜痛恨。查古方有乌鸡丸。其鸡系白毛翻生，绿耳，乌肉，乌骨。吉郡太和乃有此种，不甚多得。盖毛系翻生，无引风之弊。骨肉皆乌，有补水之益，并非比常鸡也。想世以鸡为有功产妇者，袭此之讹乎？否则，吾无所为若人解矣。他如枕块作痛，名曰儿枕块。世专以攻散治之，漫后议补。谁知攻伤，补亦不及。又有以攻补混用，作闭经治之。此乃产后之瘀，非平昔之积瘀也。只合用生化汤，加童便为引，频服三剂。自然恶露尽下，而新血日生，断无别有变端。丹溪学问，于此见一斑矣。至济坤回生等方，其名甚雅，其药过攻，杀人匪浅。治血块，下胞，下胎，虽有速效，然后祸莫测。即不得已而用之下胞下胎，只可一丸，多服立毙。慎之，慎之。狂瞽①之见，自知无当，伏冀试一留验，以为何如？

详论生化汤之妙

余既言生化汤为产后之神方，然究其所以然之尽善美，又非能以言传而笔宣也。第以言能略传，笔能偶宣，与试验而屡应者，因不觉谫陋，而复赘耳。

产后宜去瘀，人知之；宜生新，人知之。奈专消则新不增，专生则瘀不行。愚考是方药性：当归、桃仁、川芎三品，去瘀生新。佐以姜炭、炙草，引用童便，其为生血利气，实王道，无霸功也。盖汤名生化，谓行中有补，化中有生之义矣。凡产后百二十天病症，总以生化汤为主。即时令杂症，只可从末治之。至忧惊劳倦，气血暴虚诸症，原因乘虚易袭。或气伤，专耗散不可。或食积，专消导不可。热不可用连、柏，寒不可用附、桂。寒则血块停滞，热则新血流崩，愈至中虚，变症各出。或有外见三阳表症，似可汗也，在产后而用麻黄汤，则重竭其阳。见三阴里症，似可下也，在产后而用承气汤，则重亡其阴。或有耳聋胁痛，乃肾亏恶停，柴胡汤又当切禁。谵语汗出，更元气之极虚，似邪非邪，务宜固里轻解，回阳起弱。产后血亏，固不待言，毋论刚柔强弱，非滋荣不能舒筋活络。或乍寒乍热，发作有期，症候类疟。苟专作疟治，迁延日久，甚至神不守舍，言论无伦，危亡可待。或有大便燥结，因去血过多，须重用芎、

---

① 狂瞽：狂妄，无见识。此为作者自谦之语。瞽，目盲。

归，加苁蓉、酒蒸怀地为佐。汗出过多，小便短涩，须用六君子，倍用参、芪、熟地，令生津液，扶助元气。自利癫疝①脱肛，必是气虚下陷，须用补中益气加减。口噤手拳，乃因燥类风，须用加味生化汤。产户受风而痛，须用养荣汤，少加川羌。玉门伤冷不闭，须用床子、川椒、附子皮煎水频洗。怔忡惊悸，宜芎、归加养心之类。精神恍惚，须用归脾加五味。因受气满闷，须用生化汤，加煨木香为使。因食冷嗳酸，须用六君子，加麦芽、紫苏。一切破气消导等药，决不宜用。汗吐下三法，只可施于少壮平人，岂可疗产后之病乎？若系新产之后，尤宜慎用药饵。必当先问恶露何如，块痛除否。虽有虚症，亦不可骤进芪、术，必俟腹中痛止块尽，方可养血补气。至烦躁厥晕，又非生化汤而不能急救也。王太仆②云：治下补下，剂以救缓，则滋道路而功微。制急，力气微薄，则力与微同③。故妇科当遵丹溪以固本。若求速效，则法太仆以频加。生化一方，其中变增移换，不啻千佛都临，万珠悉贯。俾医家既造无穷之福，亦产妇均臻大老之年。幸勿以数见不鲜而弃诸。

产后定拟诸方

滋荣益气复神汤

熟附片四分　人参一钱　陈皮八分　五味六粒　当归三钱　川芎六分

---

① 癫（tuí 颓）疝：原谓男子阴器与少腹相连急痛。此处当指女子阴器与少腹相连急痛。

② 王太仆：即唐代名医王冰，唐宝应中为太仆令，故称。

③ 治下补下……力与微同：《素问·至真要大论》："补上治上制以缓，补下治下制以急。急则气味浓，缓则气味薄。"王冰注："治下补下，方缓慢则滋道路而力又微。制急方而气味薄，则力与缓等。"

陈老姜四分引。服后，停二三刻，加服开水冲童便，专治厥重。厥止，不宜再服。

有痰，加竹沥①二茶匙，姜汁半茶匙。大便不通，加制淡味苁蓉一钱五分。大抵产后晕、厥二症，于类皆气血并竭，神乱不清，仅有一线生机。若不从权救急，岂能挽将绝之元神？但晕在临盆，急症尤甚于产后，即宜服生化汤二三剂，先补血分之亏，使块化血旺，神清晕止，产后安宁。产后晕、厥二症，断不可乱用芪、术。唯年老产多，稍用参、芪、熟地等药。冬时，再加蕲艾烘被法。

滋荣益气汤

当归四钱　川芎一钱二分　人参一钱　麦冬一钱　炙芪一钱五分　熟地二钱　条芩一钱　炒阿胶一钱五分　炙草八分

不用引。此方专治产后已满两月，一切气血两亏之症。倘有血崩，加乌金散二钱，酒半钟，和匀调服。汗多，加麻黄根二钱，浮小麦三钱。大便闭，加制苁蓉一钱五分。受气者，加摩佛手五分。惊恐者，加炒枣仁一钱。痰多者，加浙贝一钱，竹沥一二匙。伤食者，加神曲、炒麦芽。伤肉食者，加南楂。余仿此。

加参生化汤

人参一钱　当归三钱　川芎八分　干姜六分　炙芪一钱五分　漂术一钱　熟地三钱　炙草六分

不用引。此方专治气虚脾弱，气短似喘者。四肢发冷，加熟附片五分。余照前加减。

宁神生化汤

当归三钱　川芎八分　干姜五分　茯神一钱五分　人参一钱

---

① 沥：原作"滴"，据抄本改。

桃仁十二粒　　益智六分　　益母一钱五分　　陈皮六分　　柏霜六分　　炙草
六分

红枣三个引。痛未止，瘀未尽，不可用芪、术。近时之医，乱用桂、附，以为止痛行血，谁知贻误实甚。

滋荣益气复神方

熟地三钱　　人参一钱　　炙芪一钱　　漂术一钱　　当归三钱　　川芎
八分　　茯神一钱　　柏霜六分　　益智六分　　麦冬八分　　五味五粒　　陈
皮八分　　炙草六分　　枣仁一钱

桂圆肉三钱，莲子十个，红枣三个同引。

加味生化伤食汤

当归四钱　　川芎一钱二分　　干姜六分　　陈皮一钱　　泉曲二钱
麦芽一钱

锅焦饭为引。伤肉食，加山楂十五，砂仁五分。伤寒冷，加泡吴萸四分，肉桂三分。无瘀无痛脾亏者，加人参、漂术。伤重不思食，加用长生活命丹。

长生活命丹

锅焦饭一两为末，用水酒一钟同开水调服五钱。停一时，再用人参一钱，用陈皮去白八分蒸汤，去渣，再蒸人参汤。缓缓频服。如此数次，令胃胜脾强，逐渐调理。再少进稀饮，切勿多食，复伤不治。脾气所关甚大，否则绝食必死。

舒肝扶脾饮

人参一钱　　陈皮一钱　　制首乌五钱　　赤芍八分　　香附一钱五分
当归四钱　　川芎一钱二分　　柴胡八分　　神曲二钱　　山楂十五　　漂术一
钱　　川朴八分　　炒芩一钱　　半夏一钱　　苏梗一钱五分　　云苓一钱　　炙
草六分

血虚加黑扛豆引。

此方专治类疟症。寒甚者，加桂枝四分。汗过多者，加麻黄根三钱，炙芪一钱五分。内热重者，加青蒿。有伏暑在内，加香薷、乌梅、煨木香、藿香，量症^①加减。湿气重者，加制苍术一钱五分，砂壳八分，去炙草。久不愈者，加火炙酒淬鳖甲二钱，威灵仙六分。如此斟酌治之，断无不愈，万不宜用截药。

加味生化汤

当归三钱　川芎一钱五分　桃仁十粒　干姜五分　益母一钱五分紫苏一钱　炒荆芥八分　泉曲二钱　甘草六分

葱白二寸引。寒重者，加酒浸川羌一钱，北防风六分。

此方专治伤寒二阳并三阴也。

又养正通幽汤

当归五钱　川芎一钱五分　桃仁十五粒　苁蓉一钱五分　陈皮一钱　麻仁一钱　条芩一钱

不用引。汗多，加人参、麻黄根。口渴，加麦冬。腹溏，加枳壳。此二方俱拟治二阳三阴伤寒症，因宜大料归、芎、苁蓉，养血润燥通滞为主，缓缓调治，对症加减，极稳当也。

又一方治大便久不通

黑芝麻一升和米三合，每日不时煮粥服。

生津止渴益水饮

人参一钱　麦冬八分　炙芪一钱五分　当归三钱　酒升麻五分干葛一钱　茯苓一钱

蜜蒸建乌梅一个引。有他症，照前加减。

生化汤加减治类痉方

当归三钱　川芎一钱二分　桂枝五分　防风一钱　川羌一钱

---

① 症：原作"轻"，据抄本改。

人参一钱　附片八分　制天麻一钱　甘草六分

开水摩羚羊角尖汁四分引。

又　方

当归四钱　川芎一钱五分　防风一钱　川羌一钱　枣仁一钱

治无汗，四肢发闭，血脉不和者，用此。

滋荣活络汤

当归四钱　川芎一钱五分　防风八分　人参一钱　炙芪一钱
茯神一钱五分　麦冬八分　天麻一钱　陈皮一钱　川羌一钱　炒荆
芥八分

不用引。

此方拟治类中风。有痰，加法夏、竹沥、姜汁少许。有食，
加神曲、山楂。大便闭，加制苁蓉。小便不通，加木通、茯苓
皮。汗多，加麻黄根、浮小麦。

治盗汗益阴汤

人参一钱　当归三钱　麻黄根三钱　熟地五分　浮小麦三钱
酒乳炒川连五分　经过霜叶蜜水洗过炙干①一钱　煅牡蛎粉一钱

不用引。

加减生化止泄汤

当归三钱　川芎八分　干姜五分　人参一钱　陈皮一钱　茯苓
一钱五分　漂术一钱　泽泻八分　炙草六分

莲子引。

此方用在满月之后。寒泄，重用干姜。痛，加砂仁、煨木
香。热泄，加酒炒川连。泄水腹痛，饮食不化者，加砂仁、山
楂、炒麦芽。泻，有酸嗳秽气，甚解而宽快者，再加炒乌药、

---

① 经过霜叶蜜水洗过炙干：抄本作"蜜炙霜桑叶"。

泡吴萸、川朴。湿泄，加法制苍术。元气久虚兼过劳者，眼昏无力，精神不足，宜用丹溪参苓术附汤。

参苓术附汤

人参一钱　茯苓二钱　漂术二钱　熟附片一钱

服此方，始可回生。久泄，再加酒炒川升麻、炙芪。以上俱①泄，加建莲子引。

参芪智术散

人参一钱　炙芪一钱　漂术一钱五分　炒智仁六分　姜炭八分　煨木香四分　陈皮一钱　炙草六分

建莲子引。

专治满月后飧泄可用。

加减生化汤治痢方

当归三钱　川芎八分　干姜六分　桃仁十粒　神曲一钱五分　酒炒芩一钱　炒乌药八分　云苓一钱　炙草六分

先用百草回原丹，即久晒久露陈黄牛②屎，至白色者为佳，水牛不可用，五钱。煎汤去渣，再煎药。重者用一两，临服加送下加味香连丸三钱。

加味香连丸

广木香三钱，真雅野连去芦，姜汁炒一次，吴萸水炒一次，酒炒一次，三钱，上白蜡去尽黑脚三两。三味如法炮制，共为细末。用真藿香一两，陈青蒿五钱，泡过吴萸三钱。三味熬汤为丸。此方极妙。治痢者务宜照方多制，救痢之圣药也。且痢症最忌参、术，痢止方可用。慎之，慎之。能思之，必能明之。

---

① 俱：抄本作"诸"。
② 黄：原作"斗"，据抄本改。

明之，则无穷之道俱可知矣。

温中健运饮

此方治因脏腑空虚内气不足可用。

人参一钱　当归二钱　漂术一钱五分　藿香一钱五分　干姜六分
川朴一钱　云苓一钱五分　蔻壳六分

姜皮为引，或用六和汤亦可。立此二方，专治脾亏胃寒。
倘有积热寒暑之症不宜。

又温中加附散

人参一钱　漂术二钱　陈皮一钱五分　当归二钱　干姜八分
附片一钱　半夏二钱　蔻壳八分　火梗二钱

上药为末，米饮调服二钱。

加减生化呕逆汤

当归三钱　川芎八分　干姜五分　桃仁十粒　砂壳六分　陈皮
八分　藿香一钱五分　云苓一钱五分　炒黑山楂卅个

甘蔗引。此方治产后秽气上升呕逆。呕止，仍服生化汤。

加减补中益气汤

人参一钱　陈皮一钱　漂术一钱五分　茯苓一钱五分　炒杭芍八
分　炙芪一钱五分　紫苏一钱　木瓜一钱　腹皮八分　制苍术一钱
川朴八分　木通一钱

陈姜皮引。此方乃治产后浮肿，脾虚不能利水，肾亏不能
制水。如面浮气不清者，加炙桑皮，去苍术。积重者，加神曲、
炒麦芽、南楂。或因风温，四肢微肿①者，因浊气不清，可用
五皮饮加炒荆芥。

① 肿：原作"瘟"，据抄本改。

加减养荣汤

当归三钱　茯神一钱五分　枣仁一钱　人参一钱　陈皮一钱
制志肉八分　炙芪一钱　漂术一钱　炙草六分

圆眼肉引。

此方治怔忡惊悸。虚烦，加竹茹。痰多，加竹沥。心火烦躁不宁，加酒炒川连、石莲。

清骨散

此方专治骨蒸，服之见效者可治。

柴胡五钱　前胡五钱　胡炙莲二钱　乌梅肉三钱　条芩五分

先将此五味制好为末，再用猪骨髓一条，猪胆一个，韭菜十根各取白二寸，三味同捣成泥①，入童便一大钟，熬如稀糊，将药和成小丸。每服卅丸，开水送下，热盛者食后服。

加减生化汤治胃痛方

当归三钱　川芎八分　干姜五分　泡吴萸三分　肉桂二分　川郁金六分　神曲一钱五分　砂壳五分　化红五分

摩佛手引。腹痛甚者，加川朴、元胡。

加减生化治遍身痛方

当归三钱　川芎八分　炙芪一钱　漂术一钱　肉桂四分　独活六分　川膝一钱　炙草五分

久煨老姜一片，韭菜白八根引。肾亏腰痛甚者，加炒断白丝杜仲、炒续断、熟地、苏兜。

茅根汤

白茅根一两　瞿麦三钱　云苓三钱　葵子一钱　煅滑石三钱
石首鱼头四个　甘草八分

---

① 泥：原作"洄"，据抄本改。

引^①灯心三十寸，空心服。此方治小便淋涩作痛者。

又治淋方

白茅根一两　瞿麦三钱　车前一钱　葵子一钱　白通草二钱
鲤鱼齿一百个

不用引。

又一方

治小便数，因脬内宿有冷气，而数或不时遗尿。用盐水炒
益智仁去壳廿七粒为末，米饮送下。

又一方治久淋不愈

桑螵蛸洗净用水久煮卅个　炙芪二钱　鹿角尖炙酥一钱　煅
牡蛎粉五分　煅透细研飞过真赤石脂五钱

共为细末，每早空心米饮调服一钱五分。

参归生化汤

人参一钱　当归三钱　川芎一钱二分　生芪一钱五分　肉桂五分
马蹄香二钱　炙草六分

酒为引。

若漫肿不痛者，乃气血不足，元气大伤，最难医治，多成
败症，宜服十全大补方。日晡内热重者，用四物汤加苓、术、
丹皮。呕逆胃虚者，用六君子汤加泡干姜。体倦脾虚者，用补
中益气汤加炒升麻。肾气亏者，加盐水炒益智仁。

葱熨方

取葱一大握，捣烂作饼，敷贴患处，务必敷遍其肿，上加
厚布三四层，用熨斗熨之，熨至内里极热方止，否则难治。务

---

① 引：原脱，据抄本补。

要久熨令散。熨后，急服前①一方。

治阴蚀五瘤症熏洗方

取百草，不拘多少，用水熬汤去渣，先熏洗至三日夜，再用擦药擦之。

又　方

用生蒲黄一斤，水银一两久研，用吐沫制之。将蒲黄、水银不时擦之。

又　方

取肥猪肉五斤，熬汤去肉，加入葱白一大握再煮。将汤洗，药汤冷，再易再洗，如此四五次。每洗一次，用前方水银擦之。

又方治下部疸虫

取向东桃枝，带湿轻轻打碎，加硫磺缠上，再加丝绵缠之，线上再加硫磺末，厚厚缠上为度。取小竹筒一个，效定大小长短，一头插入阴户，将桃枝插入筒内燃着②，令烟熏之。桃枝比定竹筒长短，插内短半寸。烟③过再换，连熏数枝，虫尽为度。

参术通幽汤

人参一钱　漂术二钱　当归三钱　茯苓一钱　杭芍六分　木通一钱　陈皮一钱五分　川朴一钱　腹皮八分　炒莱菔八分　苏梗一钱海金沙五分　泽泻六分　木香五分　李仁一钱

老姜皮八分引。此方治大便不通，误下成胀。

治乳疖初起法

饭后取鲜柚子叶不拘多少，火上烘热，置疖上久擦，叶冷

---

①　前：此后原衍"芽"，据抄本删。
②　燃着：原脱，据抄本补。
③　烟：抄本作"燃"。

再换。不可过重，亦不过轻，令疖内觉热微痛方止。每日早午饭后，各擦一次，擦后即服防风散解汤。

防风散解汤

防风八分　川羌一钱　香附一钱五分　赤芍八分　桔梗一钱五分　夏枯一钱五分　浙贝一钱五分　野黄菊一钱五分　青皮六分　郁金一钱　山楂十五　乌药八分　枳壳六分

葱白三寸，姜皮八分引。

服二剂后，去川羌，加慈菇一钱，瓜霜八分，橘子一钱，公英一钱五分。摩佛手引。

又方瓜蒌乳没散

瓜蒌一小个整的，带皮子捣烂　当归条三钱　青皮六分　滴乳八分　明没八分　银花五分　甘草节一钱五分　毛慈菇一钱五分　郁金一钱

酒摩鹿角尖五分，酒摩石螃蟹五分同引。

治已、未成脓俱可服。

回脓散

人参一钱　漂术二钱　当归三钱　熟地四钱　炙芪一钱五分　银黄三钱　川芎八分　茯苓一钱五分　木香五分

不用引。此方已溃无脓流清水者务服。

又散疖方

清水河生小螃蟹，要活的、整的，捣烂成泥，饭后热酒冲服，其渣去之，仍须擦后服。

附产后乳漏方

当归头二钱　旱三七要铜皮铁骨者佳，六分　人参一钱　炙芪三钱　续断一钱

不用引。

产后各症治法共三十七条①

一产后少年气血旺者，倘血块不行，宜服生化汤。原方须频服数剂，加童便引。再血块不行有痛者，俟恶露尽痛止，加南山楂三十个炒黑酒淬，百草霜六分，可服一二剂。精神备足，再去桃仁。多服数剂，令气血易转，免受风寒之害。

二产后去血过多，或劳倦昏暗，宜频服生化汤数剂。或有血晕形色脱多汗者，瘀血已尽，可加人参。

三产后有因难产，下部受寒，当时不觉，至后忽有作寒，下部发闭。此乃风寒侵入肌肤，不能充和，切不可作伤风，用发表之剂，亦速用生化汤加微炒荆芥八分，外加熏被法。其寒即散。

熏被方

取手炉三个，前腹边放一个，后腰边放一个，两膝下放一个。用微火入真蕲艾一团，福圆大。烧之，令烟熏入肌肤。上身务要紧盖，切不可令烟熏入肌肤，上勿令产妇闻之，恐受其害。艾烟一过，随即加入。每炉至五丸。加艾，往脚下拿出加入。熏后紧紧盖好，其寒必散。倘遇严寒，熏者不能全愈，再如此熏一次。

四产后有头痛身热恶寒，明知感冒风寒，不可作风寒治之。本弱标轻，只用生化汤加微炒荆芥穗，或再加葱白二根引，连服二三剂。寒散痛止，审其虚实，再加生化汤。血尽痛止，去桃仁，加人参。

五产后有乍寒乍热，兼之胁痛头痛，宜服生化汤，稍加嫩

桂枝三分。寒散，不宜再用，仍服生化汤。

六产后有盛寒，上攻则心痛，下攻则腹痛，且血块又痛，服生化汤，加桂枝二三分。不止，再加炮过吴萸三分，炒黑南山楂三十个，酒淬陈老姜五分。可安。

七产后寒热往来，每日应期即发，似疟非疟，不可作疟疾治之，宜服生化汤，加制首乌、泉曲，服二三剂。再寒重者，加桂枝三分。热重者，加陈青蒿一钱五分。汗大者，加人参、陈皮。多剂必愈。

八产后感风咳嗽，甚者兼有伏热，服生化汤，加杏仁十粒，白菊一钱五分，苏叶三分，桔梗一钱，橘红四分，南楂十个。咳止去之，再服生化汤调治。

九产后伤食，服生化汤，加神曲一钱，麦芽八分。伤肉腻，则加南楂十个，砂仁五分。伤寒腹疼，加吴萸炮过四分，桂蕊子二分。

十产后气血两亏，未满两月者，房事伤之，阴散神乱，有大汗不止者，速宜养营大补汤。

养营大补汤

人参一钱　熟地五钱　当归四钱　川芎一钱五分　漂术一钱五分
枣仁一钱五分　炙芪二钱　五味十粒　麦冬一钱　炙草六分

净麻黄根三钱，经过霜桑叶一钱五分要蜜水洗过炙干为引。

十一产后忿怒，心膈胀满，宜生①化汤，加摩广木香三四分为引，或用摩佛手汁四分亦可。

十二产后大便闭，六七日不解，用生化汤，加苁蓉二钱，务要刮净切片，漂至淡味煎服。再令用芝麻二三两为末，和入

---

① 生：原作"参"，据抄本改。

粥汤内煮，分为三四回食之。

十三产后去血过多，兼汗时出，又小便短涩，或不通，宜生化汤，加人参、茯苓、琥珀摩二三分为引。断不可乱行通利。

十四产后气血两亏兼胃寒者，又小便不禁，或遗溺，多服生化汤，加盐水拌炒益智仁八分。

十五产后泄泻，宜服生化汤，加茯苓、建莲子、乌梅、煨木香、糯米引。

十六产后失血，精神不守，妄言见邪，服生化汤，加茯神木三寸，枣仁、远志六分，用甘草、碎补煮过柏子仁六分，去油，摩琥珀为引。

十七产后足冷发厥，兼血块不下，宜服生化汤，加炮过吴黄四分，炒黑山楂酒淬过二三十个，百草霜一钱，益母膏、稀沙糖调服。

十八产后血崩晕暗，宜服生化汤，去川芎、干姜、桃仁，加炒黑抚芎末三钱调服。气弱者，再加人参。

十九产后霍乱吐泻，多属中寒，宜用生化汤，加砂仁、姜炭、茯苓、藿香、漂术等药，锅焦饭为引。

二十产后遍身作痛，多因气①虚血滞，宜服生化汤，加上桂六分，韭白汁一匙。

二十一产后起居太早，产户感风作痛，衣被难近，宜服生化汤，去桃仁，加肉桂五分，独活四分，炒荆芥穗八分，防风四分，轻以散之。

二十二产后发痈疽等症，宜服生化汤，加连翘、绿豆，花粉引。

---

① 气：原作"药"，据抄本改。

二十三产后四肢发木，乃血虚之故，宜服生化汤，去桃仁，加肉桂四分，浮萍草为引。

二十四产后目痛赤肿，宜服生化汤，去桃仁，加荆芥、白芷、连翘、实芩、赤芍、白菊、蝉退、瓜霜、香附、芍药等。审而用之，切不可用洗药、点药。

二十五产后怒甚，偶吐血者，宜用生化汤，酒蒸川郁金一钱，生瓜子仁一两要人齿咬开取仁，捣成泥。童便为引。

二十六产后卒然口噤牙紧，手足牵搐等症。此症名类中风，宜生化汤，加明天麻一钱，姜汁蒸防风八分，真川羌一钱，要酒浸一时，同酒入，直僵蚕十二个酒洗去灰，姜汁炒。

二十七产后伤食，或胁痛，误服消导，必至绝食不下咽，宜用黑锅焦一两，人参一钱，煨姜一钱，煎汤，渐渐引开胃气，再加审明调理。

二十八产后多劳伤脾，必然少食。因运化稍缓，久隔不舒，嗳气上逆无酸味者，不可乱投消导之剂。纵有嗳酸作恶者，瘀血已尽，用生化汤，去桃仁，加参、术为主，消导为佐。此确论也。或有饮食难进，务投长生活命丹。

二十九产后血崩，日久不止者，下血成块，宜大补脾胃，升举气血，宜用升举大补汤。不用引。

升举大补汤

人参一钱　炙芪一钱　当归三钱　熟地三钱　漂术一钱　川芎一钱　荆芥五分　防风五分　陈皮八分　升麻五分　川连四分　炙草六分　黄柏炭五分，有喘不宜用

渴，加麦冬八分，五味六个。泻，加泽泻六分，建莲十五粒。服二三剂后不见效者，加乌金散三钱调服。止后，宜接服参苓莲子汤。多多为善。

参苓莲子汤

人参一钱　云苓二钱　漂术一钱五分　升麻五分　陈皮一钱
当归三钱　山药一钱五分　莲子廿粒　炒芍八分　炙草五分

煨姜、黑枣引。可服百余剂。忌房事。

三十　产后七日内外，有患红白痢者，此症最难用药治。欲调气折血而驱荡痢之邪，犹恐产后之虚。欲益气滋养，反助痢疾邪盛。欲行瘀去秽，恐损元气。唯用生化①汤加减用之，则并治而不悖也。

加减生化汤

当归三钱　川芎八分　桃仁十二粒　益母一钱五分　川连四分
木香四分　甘草六分

临服加上结白蜡去尽黑脚三钱，用开水泡化，取起细搯成小丸，将药汤送下。或去香、连，用加减香连丸同送。

三十一　产后多泻者，分明先后，治有得宜，总因脾胃两虚，调补务得其当，必先服加减生化汤。

加减生化汤

当归三钱　川芎一钱五分　川姜五分　茯苓一钱五分　桃仁十粒
肉果六分　诃子皮一钱

建莲子十二个，煨生姜八分引。

若服二剂泻不止者，即加人参。倘小便不利，因无津液，毋用利水药，加麦冬一钱，五味子七粒。

加味参苓生化汤　治泻甚不止，虚脱多汗，从权扶元。

人参一钱　当归三钱　川芎一钱五分　干姜五分　茯苓一钱五分
山药二钱　肉果八分　诃子皮一钱

---

① 化：原脱，据抄本补。

莲子廿粒引。

若系血块痛不息者，减去人参、肉果，加益母膏、沙糖、童便调服。血行不痛者，加漂术一钱，陈皮六分，仍用人参。有泻兼渴者^①，另服生脉汤，回津液。

加减香连丸

真川连一两，去芦刺，用吴茱萸二钱煎汤拌匀，浸一夜，蒸干，再炒　广木香五钱　小茴香五钱　元胡五钱

陈米粉为糊，成小丸，大人服二钱，孩儿服一钱。

四君生化汤

人参一钱　漂术一钱五分　茯苓一钱　当归三钱　川芎一钱陈皮一钱　藿香一钱　乌梅二个　甘草五分　苏梗一钱

不用引。夏热重，加陈青蒿。渴，加麦冬八分。痰多，加半夏一钱。汗多，加炙芪一钱五分，麻黄根一钱。

三十二产后七日内，外感风寒，咳嗽鼻塞声恶寒者，毋用麻黄以发汗；嗽而胁肿者，毋用柴胡；嗽而声重面红者，毋用寒凉药饵。产后半月内，有寒有热，有火有痰有嗽，调理半月后，方可随症治之。半月前，产母务宜加减生化汤。

加减生化汤

当归三钱　川芎一钱　苏梗八分　荆芥五分　杏仁一钱　白菊一钱　桔梗八分　甘草六分　陈皮六分

不用引。

三十三产后恶血入心，闷乱欲绝，令人颠倒。左寸沉实，宜用续命汤。脉弦，当用七珍散。

---

① 者：此后原衍"煎"字，据抄本删。

莲子廿粒引。

若系血块痛不息者，减去人参、肉果，加益母膏、沙糖、童便调服。血行不痛者，加漂术一钱，陈皮六分，仍用人参。有泻兼渴者[①]，另服生脉汤，回津液。

加减香连丸

真川连一两，去芦刺，用吴茱萸二钱煎汤拌匀，浸一夜，蒸干，再炒　广木香五钱　小茴香五钱　元胡五钱

陈米粉为糊，成小丸，大人服二钱，孩儿服一钱。

四君生化汤

人参一钱　漂术一钱五分　茯苓一钱　当归三钱　川芎一钱陈皮一钱　藿香一钱　乌梅二个　甘草五分　苏梗一钱

不用引。夏热重，加陈青蒿。渴，加麦冬八分。痰多，加半夏一钱。汗多，加炙芪一钱五分，麻黄根一钱。

三十二产后七日内，外感风寒，咳嗽鼻塞声恶寒者，毋用麻黄以发汗；嗽而胁肿者，毋用柴胡；嗽而声重面红者，毋用寒凉药饵。产后半月内，有寒有热，有火有痰有嗽，调理半月后，方可随症治之。半月前，产母务宜加减生化汤。

加减生化汤

当归三钱　川芎一钱　苏梗八分　荆芥五分　杏仁一钱　白菊一钱　桔梗八分　甘草六分　陈皮六分

不用引。

三十三产后恶血入心，闷乱欲绝，令人颠倒。左寸沉实，宜用续命汤。脉弦，当用七珍散。

---

① 者：此后原衍"煎"字，据抄本删。

七珍散

川芎五钱　人参三钱　石菖蒲三钱　生地三钱　防风一钱　辰砂即上珠砂，务要照前法方可用，六分　细辛六分

共为细末。薄荷二分，化红三分，煎汤调服一钱。服后，接服生化汤。续命汤见前。

三十四产后恶血入脾，吐呕不食，贪稀不下，右关多洪缓，宜用加减抵圣汤。

加减抵圣汤

赤芍八分　法夏一钱　泽兰一钱五分，取白根者，红根不宜用　人参八分　陈皮一钱　甘草六分　益母草二钱

煨姜引。服后仍进生化汤。

三十五产后恶血入肺，气喘咳嗽，胸膈不利，右寸脉多浮滑，宜用参苏霹雳方①。

参苏霹雳方

人参五分　苏叶六分　苏木三钱

先煎服二剂，仍服生化汤。

三十六产后恶血入肝，手足筋搐，血晕似风，面热带青，宜用丹皮散为先。

丹皮散

丹皮三钱　防风一钱　赤芍三钱　郁金三钱　香附三钱　栀炭二钱　条芩二钱

共为细末。每服用热酒调下一钱五分。

三十七产后气血暴竭，虚汗漐漐然出，形色俱脱，乃危症也，难拘常法，当从权治，用调卫止汗，连进二三剂，以救危

---

① 方：原作"汤"，据目录改。

急。稍有精神，即减去参、芪，速加行瘀止痛之药。

调卫参芪从权汤汗多色脱者方可用

人参一钱　炙芪一钱　当归四钱　川芎一钱二分　麻黄根三分

枣二个引。渴，加麦冬八分，五味子五六粒。服此方之时，先务服开水冲童便一碗，即接服此汤。停一二时，再服开水冲童便，恐防恶血上行。此因产后亡血而又汗多，亡而又亡矣，力微不能养筋，是以脉急口噤项强牙紧筋搐。其症类伤寒，切不可作伤寒，审明治之，恐害人之速。慎之，慎之。余仿此。

倘药不能下咽喉，即用鹅毛入咽喉内刷数下，即将药贯，可入可救。

推原妇女调理不善受害成痨论

　　自来诸家医书，言痨症屡屡，而言妇女之痨症，尤纷纭而各种，错杂而殊名。于是天下之妇女皆鳃②鳃然以痨症为虑，后世医家亦昧昧然以痨症为重，而痨症遂日出而日多也。噫！此其中不得谓无误矣。痨之为言痨也，试即痨之义而推原之。夫妇女之理中馈盥洁外，则针黹③纺绩而已，非有如男子经营惨淡之痨于心，血汗浃流之痨于力者，痨何云乎哉？既为痨甚少，而今之成痨症独多，何也？盖谓妇女自身动之后，其有病与无病，悉视乎月经之调与不调为凭，原属至要关头，而不知月经不调，岂尽遽为痨症欤？或伤寒伤暑，而亦致不调者。或嗜冷嗜热，而亦致不调者。饮食起居，一有不慎，皆足使然。虽女流无知，偶因经期之阻滞，辄抱痨症之忧惧。何图业医辈，风寒弗察，凉燥弗察，外感弗察，内伤弗察，而亦同声妄指，遂以芪、术为回生，以桂、附为续命。因而阳胜戕阴，火烈烁血，顿令肌④肤渐热，骨筋渐蒸，天癸亦不见至，俨然一痨症之情形。病本非痨，而医成为痨，弄假成真，痨症之所以日出而日多也。至若前人所言童子痨、产后痨者，想当日立名之意，不过因其患病之时，因其时而立其名耳。然究揣其各情，童女

---

　　① 四：原脱，据抄本补。
　　② 鳃（xǐ 洗）：通"葸"，畏难，忧惧。《别雅》卷三："鳃鳃，葸葸也。"
　　③ 黹（zhǐ 纸）：刺绣。
　　④ 肌：原作"饥"，据抄本改。

将期，虽明无标梅之赋，而私有桃源①之慕，内火亢炙，有莫可向迩之势，不亟为设法以平降之，而反以芪、术等品以加助之，是犹以红炉而添炭也。此童女之易误成痨者。若产后之妇，血已奔行，海底皆涸，则正气全损之候，固外邪易侵之时，疾病之来，正千奇而百怪。倘不以调营养血为主，兼治他症，乃亦以术、附诸味，独施偏补，是犹以望水之河，而重置桔槔②也。此误产后之成痨，又快如眉睫矣。医之不审病情而专执补剂，实手刃千人而不自觉也。故不禁于调经保胎产后次第定治外，特再哓哓一辩。虽往者之不可追，或来者之可谏，并另定数方于纸尾。

辨痨症治法

伤、痨二症，虽然相似，究有分别。伤由外而入，痨从内而发。前代各家，论症定方，各有主见，而要不能脱离内、外二字。从此推论，即可明其症矣。予见今日妇女闭经痨、产后失调痨，二症为害不知凡几，都由治以补虚为先。不得已分明治法，专立数方，略各尽其心耳。

室女闭经误成痨症③方

初起总由风寒暑湿，过食五味，肝气不平，信期必乱，渐至经闭血败成痨。外现手心发热，胃变津干，咳嗽不宁，子午发热，骨蒸饥削，经期必断，岂非从内而发于外乎？治之者，

① 桃源：即桃花源。原指陶渊明《桃花源记》虚构的与世隔绝的乐土。此处指男女之事。
② 桔槔（gāo 高）：一种汲水的工具。
③ 成痨症：原作"症成痨"，据抄本乙正。

务在初审其由，苟调理不善，死无日矣。病在将成，脉①必由沉细而数，尚可言救。旋变急数，药饵难投，纵有明医，徒然抱恨。无非轻视在前，遂致酿毙于后。

初宜散消积风方

防风一钱　紫苏一钱五分　前胡一钱　赤芍八分　桔梗一钱陈皮一钱四分　泉曲二钱　麦芽一钱五分　山楂廿个　枳壳六分　实芩一钱　甘草六分

陈姜皮六分引。凡治各症务宜先从外解。

次宜通经凉膈汤

酒蒸真川羌一钱　赤芍八分　制香附一钱五分　苏梗一钱五分陈皮一钱五分　连翘一钱　枳壳八分　花粉一钱五分　炒芩一钱　甘草六分

不用引。次清三焦。

三宜疏肝解肌汤

酒炒柴胡一钱　赤芍一钱　干葛一钱　前胡一钱　炒芩一钱苏梗一钱四分　甘草六分

不用引。开解内热。

四宜开郁清肺汤

酒炒柴胡一钱　赤芍一钱　郁金一钱　香附一钱五分　生栀子一钱五分，童便浸透，炒黑去壳　冬花一钱　白菊一钱五分　紫菀一钱苏叶六分　炙桑皮一钱　杏仁泥一钱五分　桔梗一钱　甘草八分

不用引。肺热甚者，加梨汁引。胃火旺者，加柿饼引。

五宜加减黑逍遥汤

酒炒柴胡一钱　赤芍一钱　郁金一钱　小生地三钱　栀炭一钱，

---

① 脉：原作"豚"，据抄本改。

童便炒　实苓一钱　泉地皮二钱　当归条一钱五分　青蒿二钱　制香附一钱五分　炙草六分

不用引。此方务宜多服，至脏腑清，内热净，脉不见数，方可服调经养血之剂。否则，热未除，经愈闭，变成不治。

六宜调经养血汤

当归身二钱　川芎六分　生怀地三钱　赤芍八分　酒化真陈阿胶一钱五分　元胡索一钱五分　酒蒸郁金一钱　酒炒条苓一钱二分　苏兜三钱　炒乌药一钱　陈皮一钱五分　三棱五分　莪术五分　腹毛一钱　云苓一钱　青木香六分　炙草六分　刘寄奴一钱

炒黑山楂卅个酒淬为引，沙糖调服。服至五六剂，不行，再加丝瓜囊去外皮去内子，断至一寸，瓦上焙，以火过为度，即入碗内闭黑，不可过性，研末三钱，调入药内服。丝瓜囊煅成炭，调经之要药。余仿此。

予拟闭经六方，倘有症外之症，四季之时，审明轻重，不等加减，切不宜用滋阴中金钗、麦冬，补剂中芪、术等药。切勿偏执，对症推详为妙。

产后失调月痨辨治

月痨比室女闭经成痨尤甚。室女元气足，血未伤。治之者，重在闭经，切不可作痨治。闭经症本轻，皆因误作重看，医成痨耳。月痨由胚胎生产失调所致。体旺产顺者，不觉所伤。体弱产难者，已伤元气，再加产后调理不善，行瘀未尽，补剂乱投，新血不转，加之养儿吸尽精血，安有不成痨者？俗名为百日痨，治之者能不慎乎？予是以前论再四，恐后成痨之患。近时多受此害，但不忍弃之，死中求活，因立数方，或可十救一耳。

八七

产后月痨固阴回元汤

生怀三钱　熟地三钱　化红八分　人参叶三分　酒化真陈阿胶一钱五分　当归身三钱　苏兜三钱　酒炒条芩一钱五分　酒蒸白薇七分　泉地皮三钱　白菊二钱　叭查泥四钱　紫菀一钱　净冬花二钱　炙草八分

童便对。或有四时之邪，轻轻散解。如春加赤芍一钱，夏加青蒿二钱，秋加梨汁，冬加酒浸川羌一钱，安边桂四分。汗多，加麻黄根、牡蛎粉、蜜水洗经霜桑叶炙干。服药可有转机轻减。否则，再加服膏方。

大转回元膏

生地一两　熟地三两　当归三两　女贞四两　旱莲二两　阿胶二两　白菊一两五钱　白薇五钱　白及五钱　条芩一两五钱　沙参三两　地皮三两　化红八钱　龟胶一两　薏苡四两　紫菀一两　炙草一两

上药十七味，照前法制。用冬雪水熬汤二次，去渣，再熬成稀膏。加蒸熟白蜜四两和匀，磁罐收贮，加入锅内久蒸过。每服用大橘饼洗净糖，蒸汤调服八钱。

治干血闭经痨方

取小老鼠未开眼者，将尾倒吊阴干。临用，瓦上培干一个为末，水酒调服。如不通，再服。

妇科通治诸方

热入血室

生地酒洗，八钱　红花二钱　蒲黄生用，二钱　地骨皮酒炒，二钱　青皮去瓤，一钱　丹皮酒炒，二钱　赤芍一钱　香附米四制，二钱　条芩酒炒，二钱

不用引。

乱经痛

妇人气冲血海，气行络外，经络两伤，其痛走动难忍，呕吐交作，饮食不下，惟饮酒不吐，过时仍然，名为乱经痛，症皆由其妇平日肝火气盛之故。过七日不治。

用白马尿冲热水酒，不时服之。痛止一日，可停。痛，则再服。第患此症者，最难有孕。

治瘀血成块年久不散作痛者

四制香附四两　元胡索猪胰子油拌，蒸晒四次，四两　百草霜即锅煤，烧茅草者可用，一两　三棱三钱　莪术三钱　乌药三钱　五灵脂醋炒，二钱

上用益母膏为丸。年老，加酒化阿胶成丸，白汤下。

外治法

用真阿魏一两，干烧酒一钟，调化，贯入猪尿泡内。量其块长大，铺贴患处，用绸①带缚紧，慢慢揉擦，不可住手。俟酒干，再添酒润揉擦，俟块散方止。

调经女金丹

当归六两　川芎三两　熟地六钱　漂术三两　香附九制，六两茯神三两　陈皮去白，二两　阿胶蛤粉炒，二两　杜仲盐炒断丝，三两枣仁炒，二两　条芩酒炒，三两　云苓二两　丹皮酒炒，二两　地骨皮酒炒，四两　人参去芦，二两

上为末，熬益母膏四两，同蜜成丸。每服三五钱，白汤下。

调经金匮丸

熟地八两　益智盐炒，三两　茯苓四两　砂仁去壳，二两　漂术麦麸炒，六两　当归六两　杭芍酒炒，三两　人参去芦，二两　条芩酒

---

①　绸（chóu 惆）：粗绸。

炒，四两　白薇去芦，六两　续断去芦，酒炒三两　阿胶蛤粉炒，四两
香附四制，四两　木香煨，六两　没药去油，六两

上为末，淮山十二两炒，打末，搅糊成丸，如梧桐子大。每服五钱，白汤下。

调经益母丸

益母草一斤　人参去芦，二两　熟地三两　归身四两　川芎酒炒，二两　杭芍酒炒，二两　漂术麦麸①炒，三两　阿胶蛤粉炒，三两　元胡炒，三两　香附四制，三两　乌药炒，三两　茯苓二两　砂仁去壳，二两　条芩酒炒，二两　煨木香六钱　炙草六钱

上为末，炼蜜成丸，每丸重三钱。生产时，前后服一丸，安魂定魄。产前佛手散煎汤送下，产后用生化汤送下。骨节疼痛，少进饮食，米饮送下一丸。横生逆产，胞衣不下，心腹胀痛，佛手散汤送下一丸。产后中风，牙关紧闭，失音不语，心内闷热，结成血块，腹中刺痛，咳嗽作喘，四肢无力等症，俱用热酒和童便送下一丸。

调经八珍益母丸

益母草一斤　人参去芦，二两　漂术麦麸炒，四两　归身去尾，四两　茯苓三两　川芎酒炒，二两　熟地酒制，四两　杭芍酒炒，二两　炙草一两　砂仁去壳，二两　煨木香一两

上为末，炼蜜成丸，如梧子大。每服五钱，白汤下。

开郁顺气调经九制香附丸

归身去尾，二两　川芎酒炒，八钱　杭芍酒炒，六钱　漂术麦麸炒，一两　茯苓一两　淮山酒炒，一两　泽泻盐炒，六钱　元胡酒炒，六钱　生地酒洗，二两　羌活酒浸，六钱　柴胡酒炒，六钱　郁金黄心

---

① 麸：原作"孚"，据抄本改。下同。

川产者，酒炒，一两　　陈皮去白，八钱　　川连酒炒，四钱　　丹皮酒炒，一两　　条芩酒炒，一两　　甘草六钱　　九制香附十两

上药共为细末，用真蕲艾四两，益母草八两，二味熬膏，搅神曲糊为丸。

制香附法：用童便浸五日，米泔漂洗二日，擦去毛，洗净，晒干。再用吴萸汁浸炒一次，用姜汁浸炒一次，用酒浸炒一次，用醋浸炒一次，用归尾、红花煎汤浸炒一次，用丹皮、乌药煎汤浸炒一次，用益母、小茴煎汤浸炒一次，合童便、米泔，共成九制。

调经乌鸡丸

用白翻毛绿耳乌骨雌鸡一只，净水米喂半月。闭死，即去毛、肠杂、头足，切成六块。取大鳖甲一个，重八两者佳，洗净。将甲覆锅底，加嫩益母草四两入甲内。草上放鸡，鸡上加草四两，盖好。入水酒三大碗，童便三大碗，小火久煮干。将鸡拆肉同草焙。再将骨甲打碎，同余汁小火焙干，听用。

人参去芦，二两　　漂术麦麸炒，四两　　当归去尾，四两　　白芍酒炒，二两　　香附四制，九制尤佳，二两　　川芎酒炒，一两六钱　　熟地酒制，四两　　炙草一两　　白云苓二两

上药同鸡草骨甲俱为细末，炼蜜成丸。每服三钱，开水下，或水酒下。

甘露回生饮

专治妇人黄白带下。

用白芭蕉连根叶一颗洗净，忌铁，铜刀切碎。取白翻毛绿耳乌骨母鸡一只，闭死，去腹中杂尽，将鸡斩八块。入锡壶内，

加水酒一碗，清水一碗，重汤顿①烂。务要次日东方微亮，将鸡汤服尽，再睡，后再食肉。

通经饮

当归四钱　川芎酒炒，一钱六分　香附九制，一钱六分　元胡炒，一钱　生地酒洗，三钱　丹皮酒炒，一钱　刘寄奴二钱　益母草二钱　五灵脂一钱

上药用水二碗，煎至一碗，去滓，水酒半杯对服。

又通经方

陈丝瓜囊去皮及内子，寸切，用瓦煅，火一过即入碗内，煏②黑存性，否则成灰无性。研为细末，每日空心，水酒调服三钱。此方予治经闭半载，发热昏迷。先治其热，热退即用此服之，经通全愈。

又通经方

用大活母鳖鱼杀取血，空心热酒冲服。

又通经丸

三棱醋炒，八钱　莪术醋炒，八钱　青皮醋炒，八钱　当归去尾，一两六钱　元胡酒炒，一两　灵脂淘净砂土，炒，七钱　川椒去目并闭口者，炒出汗，三钱　刘寄奴酒炒，五钱　熟军一两　癞虾蟆不拘多少，取黑眼珠者用砂仁、明雄黄贯入腹内，吊好阴干，火煅成炭，务要存性，为末用，二两

共为细末，醋搅米糊成丸。每服三钱。

痛经方

取马肚一个，用盐醋打摩，洗净，久煮，烂，食之。断不

---

① 顿：同"炖"，煨煮。《遵生八笺·饮馔服食笺》："一小盏蜜，半盏正发酒醅，两块白饧，同顿溶开。"

② 煏（bì 毕）：用火烘干。

可入盐。

血痹方

治妇人产后陡然两腿两足俱不能伸，其痛难忍。产妇春月间有此症。

治法：取公鼠屎，每岁一个。用阳瓦焙酥，研末。以吃乳小儿童便，热酒冲服。男人以五指覆钟，令病者一口服尽。每日一服，三四服可愈。

公鼠屎长而细，母鼠屎圆而大。

产后异症方

用未满月母猪粪，不拘多少，晒干。取沙锅煅，用柳木搅。令柳枝烧断成炭存性，为末，每服三钱。

胎产金丹

又名女金丹，又名保产回生丹。

真川大黄要有纹而香者，一斤，为末　苏木三斤，打碎，河水六大碗熬水三大碗，去渣　红花三两，炒黄色，用水酒四大碗煮至二大碗，去渣　黑料豆三升，水浸取壳，用夏布袋盛之，再加水二碗，将壳豆久煮，熟，将壳取起晒干，其豆不用，其汁亦留

取上陈醋九斤。将大黄末入锅内，加醋三斤，小火煮之，用竹箸搅匀至干。再下醋三斤，熬干。再下三斤，熬干后，下黑豆汁，熬干。加前苏木汁，熬干。再下红花汁，熬成大黄膏。取起，并锅焦铲下，听用。

人参二两　当归去尾，二两　川芎酒炒，一两　元胡一两　香附一两　苍术一两　蒲黄一两　桃仁一两　川膝五钱　甘草五钱　地榆醋炒，五钱　川羌酒浸，五钱　白芍五钱　喝起草①五钱　木瓜三

---

① 喝起草：即苍耳。

钱　青皮三钱　漂术三钱　乌药二两五钱　良姜四钱　乳香瓦上焙去油，二钱　没药瓦上焙去油，二钱　云苓一两　益母四两①　熟地一两　马鞭草五钱　秋葵子酒炒，三钱　煨木香四钱　三棱五钱　莪术五钱　陈皮去白，五钱　灵脂五钱　黄肉五钱

以上卅二味并前制黑豆壳共为细末，将大黄膏搅入捣匀为丸。不足，加炼蜜成之。每丸三钱重。丸后阴干，不可晒，不可烘。干后，用镕黄蜡护之。临用，去蜡。妇人临产，用人参汤蒸化一丸服。倘遇横生，亦可服一丸。

一子死腹中，产母血热所致。用车前②子煎汤，送下一丸。不下，再服一丸。再不下者，系血下太早，子死腹中，用人参佛手散速进。

产后瘀血未清，忽作痛者，用炒黑山楂酒淬煎汤送下一丸。

四物汤

熟地　川芎　芍药　当归

用水煎服。

上方原为妇科而定，益营卫，滋气血，治月水不调，或前或后，腰足腹痛，及崩中漏下，或产前胎娠不安，或下血腹痛，或产后血块不散，或亡血过多等症，则加茱萸，或加香附。若春，则加防风，倍川芎。若夏，则加黄芩，倍芍药。若秋，则加天门冬，倍地黄。若冬，则加桂枝，倍当归。若血虚而腹痛，微汗恶风，加肉桂、阿胶，谓之腹痛六合。若风眩晕，加秦艽、羌活，谓之风六合。若气虚力弱，尪然而倒，加人参、陈皮，谓之气六合。若发热而烦，不能睡卧者，加黄连、栀子，谓之

---

① 四两：原脱，据抄本补。
② 前：原作"全"，据抄本改。

热六合。若虚寒，脉微自汗，气薄便利，加干姜、附子，谓之寒六合。若中湿身重，身凉微汗，加漂术、茯苓，谓之湿六合。若伤寒汗下后，咳嗽不止，加厚朴、枳实，谓之朴实六合。若伤寒下后，过经不愈，湿毒发斑如锦纹者，加柴胡、黄芩，谓之柴胡六合。妇人症候甚多，所举数端，岂能该备？总在视症从脉，临时酌量配合。

芎归汤

治一切去血过多。妇人以此方为主，为立方之法门也。

当归　川芎

抑气养血莪术散

随症斟酌加减。

莪术　川芎　当归　熟地　白芷　茴香　杭芍　甘草
三棱

济阴丹

三棱　蓬术　苍术　枳壳　大艾　刘寄奴　香附　败姜
乌豆　当归身　橘皮　白芍　蒲黄　牡丹皮　官桂　赤芍　郁
金　青皮　生地　熟地　川芎　元胡索　五灵脂　白术

上为细末，以糯米粉、谷醋打糊成丸。

皱血丸

菊花　茴香　元胡索　香附　肉桂　当归　芍药　熟地
牛膝　蒲黄　蓬术

上为细末。用乌豆一升，醋煮，候干为末。再入醋二碗，煮至一碗，为糊丸。

加味五积散

苍术　白姜　陈皮　厚朴　半夏　枳壳　杭杨芍　香附
桔梗　人参　茯苓　白芷　川芎　当归　茴香　木香　肉桂

甘草

卷柏丸

卷柏　当归　艾叶　熟地　川芎　白芷　柏子仁　肉苁蓉　牡丹皮

上为细末，炼蜜和丸。

琥珀泽兰汤　温经涩脱。

琥珀　泽兰叶　牡丹皮　条芩　茴香　五味　五加皮　刘寄奴　白芷　当归　赤芍　川芎　白芍　生地　熟地　人参　白术　附子　艾叶

上为细末，炼蜜和丸。

内炙散　温经理气和血。

茴香　藿香　熟地　肉桂　川芎　藁本　黄芪　干姜　木香　陈皮　白芍　当归　山药　白术　白芷　甘草

胜金丸　和血温经。

藁本　当归　石脂　白芍　人参　白薇　川芎　牡丹皮　桂心　白芷　白术　白茯苓　元胡　甘草　没药

上为细末，炼蜜和丸。

沉香丸　温经理气。

沉香　白术　官桂　干姜　砂仁　白豆蔻　槟榔　青皮　南木香　肉豆蔻　川椒　人参　生姜屑　诃子肉

逍遥散

治疏肝理脾，肝火旺，脾气亏，内热，经不调等症。

柴胡酒炒，一钱　白芍药一钱　秦当归三钱　漂术一钱　云苓一钱　炙甘草六分　陈皮八分

不用引。

加丹皮、山栀，炒黑，名加味逍遥散。今时加生地、郁金、

栀炭、条芩酒炒，名黑逍遥散。

专理妇人室女脾亏血热，经水不调，饮食减少等症。或再加制香附、乌药、神曲、山楂俱可，在人看症用之。此方治妇人大有奥理。

保生汤

人参　甘草各二钱半　白术　香附子　乌药　橘红各五钱

每服三钱，姜五片煎服。

加味六君汤

人参　漂术　茯苓　陈皮　半夏一钱五分　炙草五分　藿香　枇杷叶　砂仁　枳壳炒一钱

加生姜煎服。

加味温胆汤

陈皮　半夏　茯苓一钱　炙草五分　枳实　竹茹　黄芩一钱　黄连八分　麦冬二钱　芦根一钱

姜、枣煎服。

加味平胃散

厚朴姜汁炒　苍术米泔浸炒　陈皮　炙草　人参一钱

上为末，每服三钱，加姜煎服。

延胡四物汤

当归　川芎　白芍　熟地各七钱五分　延胡索二两，酒煮

水煎服。

加味胶艾四物汤

当归　熟地　阿胶　白芍各二钱　杜仲一钱五分　川芎　蕲艾各八分

上加葱白三寸，大黑豆淋酒煎服。

蜜硝煎

蜂蜜　芒硝

上煎溶化服。

加味芎归汤

川芎二钱　当归五钱　人参一钱　吴萸五分　阿胶二钱　蕲艾
八分　炙草五分

水煎服。

导赤散

生地三钱　木通二钱　甘草稍一钱　灯心一团

煎服。

五苓散

白术土炒　茯苓　猪苓　泽泻各二钱五分　桂三分

作一服，水煎。

茯苓导水汤

茯苓　槟榔　猪苓　缩砂　木香　陈皮　泽泻　白术　木
瓜　大腹皮　桑白皮　苏梗各等分

上加姜煎服。

胀，加枳壳。喘，加苦葶苈子。腿脚肿，加防己。

知母饮

知母　麦冬　甘草各五钱　黄芪　子芩　赤苓各七钱五分

上㕮咀，每服四钱，水一盏，煎至七分，去滓，入竹沥一
合，温服。

紫苏饮

当归　川芎　白芍各二钱　陈皮　紫苏　腹皮各一两　炙草
五钱　人参量虚实用

上㕮咀，每服五钱，水二盏，生姜五片，煎至一盏，去滓

服。日进二服。

有热，加黄芩、竹茹。心烦，加羚羊角。有食，加神曲、山楂。

羚羊角散

羚羊角摩汁　独活　枣仁　五加皮　防风　苡仁　杏仁　当归酒浸　川芎　茯神　甘草　木香

钩藤汤

钩藤勾　当归　茯神　人参　苦桔梗　桑寄生

热重，加石膏。

枳桔二陈汤

陈皮　半夏　茯苓　炙草　枳壳　桔梗

姜煎服。

桔梗汤

天冬去心　赤苓　桑皮　炙桔梗　紫苏　麻黄　贝母　人参　炙草

姜皮引。

一方有杏仁，无贝母。

举胎四物汤

当归　白芍　熟地　川芎　人参　白术　陈皮　升麻

水煎服。

加味地黄汤

熟地　山茱萸　山药　泽泻　茯苓　丹皮　麦冬　五味子

水煎服。

五淋散

赤芍　山栀　赤茯苓　当归　子芩　甘草

水煎服。

阿胶汤

阿胶炒　熟地　艾叶微炒　芎䓖　当归　杜仲　白术

枣三枚引。

黄芪汤

糯米　黄芪　川芎

银苎酒

苎麻根　纹银

清酒煎服。

益母丸

益母草五月五日、六月六日采取，阴干，忌铁器

上一味以石器碾为细末，炼蜜丸，弹子大。每用一丸，童便、好酒各半，研化服之。

六味地黄丸方见前

八味地黄丸方见前

甘麦大枣汤

甘草　大麦　大枣

四物加黄芩黄连汤

治经水如黑豆汁。

四物汤　黄芩　黄连

当归饮

抑阳助阴，调理经脉，并治经水过多。

当归　地黄　川芎　白芍药　白术　黄芩

七沸汤

治荣卫虚，经水愆期，或多或少，腹痛。

当归　川芎　地黄　白芍药　蓬术　川姜　木香

治行经过度

白术　黄芪　陈皮　人参　甘草

又　方

黄芩炒　芍药炒　龟板炙　臭椿树根皮　黄柏　香附

四物加葵花汤

治经水涩少。

四物　葵花

一方加红花、血见愁。

先期汤

治经水先期而来，宜凉血固经。

生地黄　川当归　白芍药　黄柏　知母　条芩　黄连　川芎　阿胶　艾叶　香附　炙甘草

金匮土瓜根散

治带下经水不利，小腹满痛，经一月再见者。

土瓜根　芍药　桂枝　䗪虫

十圣散

人参　黄芪　白术　熟地　砂仁　炙草　当归　川芎　白芍　续断

水煎服。

过期饮

治经水过期不行，乃血虚气滞之故，法当补血和气。

熟地　白芍　当归　香附　川芎　红花　桃仁泥　蓬术　木通　甘草　肉桂

滋血汤

治妇人心肺虚损，血脉虚弱，月水过期。

人参　山药　黄芪　白茯苓　川芎　当归　白芍　熟地黄

简易方当归散

治经脉不匀，或三四月不行，或一月再至。

当归　川芎　白芍药炒　黄芩炒　白术　山茱肉

人参养血丸

治女人禀受素弱，血气虚损。常服，补冲任，调经候，暖下元，生血气。

乌梅肉　熟地黄　当归　人参　川芎　赤芍药　蒲黄

沉香降气散

顺气道，通血脉。

乌药　木香　香附子　缩砂仁　甘草

正气天香汤

治妇人一切气，气上凑心，心头攻筑，胁肋刺痛，月水不调。

台乌药　香附子　陈皮　苏叶　干姜

益胃升阳汤

治妇人经候不调。或血脱后，脉弱食少，水泄日二三行。

黄芪　白术　炒曲　当归身　陈皮　炙草　人参　升麻柴胡　黄芩

大温经汤

治冲任虚损，月候不调，或来多不已，或过期不行，或崩中去血过多，或经损娠瘀血停留，小腹急痛，五心烦热，并皆治之。

吴茱萸汤泡　牡丹皮　白芍药　肉桂去粗皮　人参去芦　当归去尾　芎劳　阿胶研炒　甘草　麦门冬　半夏

生姜五片引。

温经汤

治妇人血海虚寒，月水不调。

川芎　当归　芍药　蓬术　人参　牛膝　桂心　丹皮
甘草

滋血汤

治妇人血海久冷，滋养荣血。

当归　川芎　麦门冬去心　牡丹皮　人参　芍药　琥珀　半
夏曲　官桂　阿胶　酸枣仁　甘草

鳖甲散

治妇人月经不调，肌肉黄瘁，胁下积气结痛，时发刺痛，
渐成劳状。

鳖甲　桂心　三棱　牡丹皮　牛膝　琥珀　诃子　桃仁
土瓜根　熟军

上为细末，炼蜜为丸，如梧桐子大。每服十五丸，食前用
桃仁汤送下。

交加地黄丸

治妇人经不调，血块，气痞，肚腹疼痛。

生地黄　老生姜　玄胡索　当归　川芎　芍药　明没药
木香　桃仁　人参　香附

桂枝桃仁汤

治经候前先腹痛不可忍。

桂枝　芍药　生地黄　桃仁　甘草
姜三片引。

丹溪治瘀方

香附子　桃仁　牡丹皮　大黄　当归　川芎　红花　瓦龙
子

上炊饼为丸，空心温酒服下三四丸。

上载诸方末后有未注戥①分者，均系古方。因其原方似非今时可以尽遵，而戥分更觉不合，沿流已久，不无失实，故祇②开药名，聊备查阅。若间有采取，其戥分之轻重，应审其症之虚实，以定配合。如药味之炒制，敬望诸贤按照鄙注各法。验途老马，或可无虞左蹶矣。

妇幼两科合用药性炒制总论

古人定方用药，男以四君主之，女以四物主之，即此已分一阴一阳之道。本草辨味别性，查核道地，固属班班可考，奈无炒制之法，用每不灵。夫药，兵也，兵不精，则无以剿寇擒贼矣。炒制，犹兵之求精者。就一药而言，未炒制，其本性如何，所行系何经；已炒制，其性又如何，所行又何经。有只可略炒，有必须重炒成炭。有只可乍浸，有必须久浸至透。有酒制，蜜制，姜制，乳制，醋制，米制，土制，面制，盐水、米泔、童便制。制不同，其性皆不同，其行亦不同。有不只一制，必须合制。如酒炒后，必复用乳炒之类。又有只可用漂法，而决不宜用煅法者。要皆审用何经，自应如何制法。如欲升提以酒炒，如欲下行以童便，无不在人之生法以制之。惟期制之得法，则功成而效验矣。至君臣佐使，又不可不亟为讲究。如芎归汤，当归三钱，川芎八分。佛手散，当归八钱四分，川芎三钱二分。盖二方而同药，此用之而戥分最重，竟不能于重之中少减一分；彼用之而戥分偏轻，竟不能于轻之上少增一钱，可

---

① 戥（děng 等）：一种小型的秤，用来称金、银、药品等分量小的东西。

② 祇（zhī 支）：只，适。

见合配之法自有一定也。又川芎，大者为川芎，升解行血，小者为抚芎，炒黑止崩。以一物分大小，治亦悬殊。推而及之，似可举一以反三矣。余自壮至老，考前人炒制之未备者，师心体会，略为加换，屡试尚属不误。爰将究明药性、炒制之法，开列于后。惟望卖者毋饰伪以相欺，服者毋潦草以自悔。

妇幼两科合用药性

大生地

养肝活血，滋阴降火。恐冒寒者，必得加酒蒸一次尤妙。表里未清者忌用。

小生地

苦，平，微寒。凉血，清热。

熟地黄

甘，平。久蒸久晒久露者，方能滋肾、补血、益真阴。脾湿气弱阳虚寒门，俱宜忌用。

当 归

辛，温。务要陕西秦州者佳，色黄有油多尾。白色干枯少尾者出四川，性燥带散。近时，不知受卖者之害，反为白当归为佳。秦当归方能养血，扶阴之圣药也，必须酒洗一次。尾则行血破血，黑则润脏下结。湿热风火症忌用。

川 芎

辛散，利头风。与当归同用，扶气养血，妇科要药，男科不可常用。

抚 芎

选川芎内顶小而坚者即是，与川芎之性稍异。用之，打碎炒至黑色，为末，酒调服，治血崩即效，名乌金散。余无用。

芍 药

白者，苦，酸，微寒。生则平肝，酒炒则和血。赤芍，行肝，攻坚瘀消痈等症。产前宜慎用。

人 参

甘，温。补肺理脾。从阳则阳，从阴则阴，表里皆可用，使之得法，无不可也。惟痢症吐血，不宜乱用。产后恶露未下，尤不宜用，用之即败。

黄 芪

有二种，北芪、西芪之分。所用务须北芪，其性甘温，名箭杆绵芪，拣嫩者佳。生用，固里托表散风。蜜炙，扶阳腠理补气。男科要药，妇科宜慎用之，不可偏气。西芪性散兼寒，用之多误。

白 术

於术，第一次则腿术。甘，温，健脾补虚，理气去胀。用清水浸软，切厚片，用米泔水漂，春五，夏三，秋四，冬六。其泔每日一换。漂后洗净晒干，用荷叶包好，入饭上蒸晒数次，愈蒸愈妙。临用略润湿，加麦麸炒。近时多用焦术，燥土克水，岂能转运扶脾？害人不小。

川 附

辛，大热，有毒。大者三个头为大附，五六个头为中附，再小者名川乌，不宜用。治阳虚寒厥等症，必须用大附，用之必得法制。先用清水洗净，漂一日。换童便浸四五日，再河内长流水漂净。再加米泔浸三日，刮去皮分二张放入甄内，上加生姜。切片浸透，黑豆铺入上面。如制多，一层附一层姜。豆铺好，外加甄盖，不可泄气。俟锅内水开，放入锅内久蒸三时。火不可断，断则附子之心不透。古之制法如此。切片明亮，可辨真伪。近时开方用焦附，变古人之法，制殊不可解，因令附子之性全无，否则川乌、南星、西附俱可代矣。此乃鬼谋之术，与症不合亦敢乱用，愈令卖药者无分道地，当要用之时，不能见效，误人甚矣。

川 姜

辛，温。其色白而坚。开水炮用，散寒。或炒用，温中利痰。理中汤务用此姜。

干 姜

辛，热。散脾胃虚寒呕逆，利膈清痰，宜生用。炒炭，温血下行。皮能利湿散风寒。

云 苓

淡。渗利水道，除湿益中。胎前用之，渗利水，受害，难产必矣。

淮 山

甘，温，其色带牙。味甘，坚嫩，方是补脾益阴。用湿糯米拌，炒黄，去米。或用人乳蒸，兼养之故。建山其味苦寒无益，不宜用。

陈 皮

辛，苦，温。通脾行滞，利湿寒，俱可用，陈久为佳。

化 红

辛，甘，微寒，无毒。顺气利痰。气弱者忌之。

青 皮

苦，寒。破下焦滞气，除湿热，利膀胱，散肾寒。肾亏气弱者，不宜用。

香 附

辛，微热。开郁行滞，消食行胃。务宜四制，生不可用。

务用童便浸透，米泔漂洗。切片，姜汁炒，吴萸水炒，酒炒。切不宜用盐水炒。

藿 香

辛，温。止呕开胃进食，温中解暑。近时，有番茄叶代藿香，误人甚矣。

木 香

苦，辛，温。调胃行气。煨用，和中运脾。务须广木香。青木香性平和，行气利湿可用。

枳 壳

苦，酸，微寒。宽胸，下气，止咳。必用姜汁炒。陈久者佳。

枳 实

苦，酸，微咸。破气攻秽，直行大肠。虚弱者宜忌。

半 夏

辛，燥。化痰涎，和脾胃，止呕吐。必须石灰水浸二日，米泔浸透一月，加细辛、姜汁久制。法至百日方可用，名法夏。用童便浸，再加米泔漂半月，洗净，姜拌，久蒸，切片，名半夏片。

胆 星

即用南星贯牛胆内，阴干，去胆皮，打碎，再换胆贯入。至九转，黑如墨者佳。其胆务西北者方妙。其性利风痰，入胞络，清上膈内热之要药，小儿科尤要。

南 星

苦，辛。除热痰，利胸膈。

瓜 蒌

苦，甘，无毒。润肺，下气，宽胸膈，止嗽定喘。用仁，务去尽油，名瓜霜。用壳，去胀。用蒂，清肺气。

杏 仁

苦，寒。降肺火，止嗽，润大肠。

叭哒杏

甘，温。润肺，养阴，滋水。

天 冬

苦，平，无毒。清肺，宁神。去心用。

麦 冬

甘，平。止虚渴烦躁，其性宁神。少年心火旺，及风火症俱忌，用之受害。亦带收敛，不宜多用。去心用。

浙 贝

辛，苦，微寒。消风痰，止嗽，利肺。去心用。

川 贝

须用频繁子，味甘者佳，去心经积痰。去心，姜汁蒸用。火经无痰，引痰入络，忌之。

桑 皮

甘，寒。泻肺，定喘，下气。炙用。

桑 叶

经霜之后收取。临用，加蜜水浸洗。养阴，收汗。

桑寄生

去风湿，通络，治脚气。

紫 菀

苦，温，无毒。清理肺气伏热，久嗽喘甚者必须。

款冬花

辛，温，无毒。能清肺，去燥，止咳。梗不宜用。

花　粉

性微寒，无毒。能清胃火，回津液，降火下行，益肺。

白　菊

甘，平。清肺，益肝明目，散风。黄菊，性微寒，清上焦之热。

散红花

性最清。少用，有养血活血之功。多用，清血中之热。

银　花

甘，平，微寒。解诸热毒，清胃。

紫　草

苦，寒。能散血中之热，治瘢①症不可少。化痘毒起浆，非此不能。务加红花，酒蒸过方可用。生用寒冷，不宜。取嫩者佳。

茜草根

味平。去瘀活血通络。多用不宜。

川郁金

辛，苦，寒，无毒。能开郁，散火，顺气。酒蒸用，生用伤肝。色黄圆者佳。不圆者，名川姜黄，不可用。近时有开黑郁金者，大无考究，误人。

台乌药

辛，温，无毒。温木，行气。调经宜用。

川厚朴

苦，辛，温。消腹胀，开胃，宽中，行积。姜汁炒用。

---

① 瘢（bān 斑）：皮肤上生的斑点。

槟 榔

辛，甘，温。坠滞气，破坚，杀虫。又有鸡心槟榔，能消胀，可常嚼之。

腹 毛

辛，微温。利湿，消胀，平气，顺胎。取嫩毛用。

山 楂

酸，温。行气，化痰，消肉食。炒黑，酒淬。多用，则行血去瘀。

神 曲

甘，温。开胃，消食，行滞。中焦要药，必须法制佳。

砂 仁

辛，温。止呕，燥胃，和中，健脾。胃热不宜用。壳，则利湿宽中。

肉 果

辛，温。用之务要去净油，方可服。治内虚脾泻不止者，可用。

诃 子

苦，温。肠胃虚寒，泄泻不止者，可用。务要煨过去核，用壳。

肉 桂

辛，热。行血，治虚寒，顺气，止痛，温经，行瘀。多则燥血，反害。上桂能引火归原，今时难得。其味香甘者，可用。无甘味有白点者，不宜用。

首 乌

苦，涩，温。赤、白二种。赤，走血。白，走气。白色生用，润脏。久制，舒肝，养肾。必须浸透，去皮。黑豆久蒸久晒，制至黑色者佳。忌铁。实而坚者为妙。

菟　丝
辛，温。其子有毒。滋水补肾。酒煮出丝为度，方可用。

牛　膝
苦，酸，平。通经活络，引火下行。酒蒸用。必须川膝。

甘　草
甘，平。生用，清风火，调胃，解毒。炙用，健脾，和中。脾湿浮肿者大忌。

猪　苓
甘，平，无毒。利湿，行水，清利膀胱。

米　仁
甘，淡，微寒。生用，除风湿，利脚气，去湿痰。炒用，和脾胃。

扁　豆
甘，微寒，无毒。调胃理脾，止暑泄。

泽　泻
甘，咸，入肾。利水通淋，泻火滋阴。

木　通
甘，平。利水，通气。热闭小便不通者可用。

五味子
酸，温。能敛肺补虚，滋肾生津。虚弱年老者可用，大汗不收尤宜。少壮火旺者忌之，风火咳嗽者尤忌。饭上久蒸过用。

乌　梅
酸，咸，平，无毒。止渴，生津，解暑，止泻，治蛔。蜜拌久蒸，润肺，止嗽，生津。

犀　角

苦，酸，咸，寒。去心火，解热毒，清肺热，止衄血，治癍症。

羚羊角

苦，寒。清肺，利膈，治肝热。

丹　皮

辛，苦，寒。去脾胃之热，治肠中积血。炒用。

地骨皮

苦，平。治脾经。蒸熟。小儿虚烦。

川黄连

苦，寒。泻心胃火，厚肠胃，止惊悸，去血热，痢症要药。姜汁、吴萸水炒。参连汤，厚肠胃，养脏定神。如用，务须酒炒，人乳炒。余仿此。

黄　芩

有二。一曰枯芩，苦，寒，治伤寒热病，泻肺火，解上焦诸热，生用。二曰实条芩，调经安胎，凉血清燥，必须酒炒。

栀　子

苦，寒。凉心，治衄血，散客热，疗虚烦，炒黑去壳用。治肝经郁火，用童便浸，炒黑，去壳。惟心火热甚、大疫等症生用。

青　黛

咸，寒，无毒。能清肺、胃二经实火，并上膈之热。务宜去灰，浮起者用之无害。

龙　胆

极苦寒。解内热毒，入膀胱。除烦躁，入肝胆。实热亦不可多，四五分为止，过则伤阴。淡醋炒。

牛　黄

苦，寒。解心经之热毒，发狂谵语，治小儿急惊、大热等症。切不可多用，只可一二点为止，调入药汤内，再入重汤蒸过服。必须西北吐黄。近时俱是胆黄，不可乱用。

山豆根

苦，寒，无毒。利咽喉，解火毒。

天竺黄

甘，寒，无毒。清火，利痰，清肺，降胃。

大　黄

苦，大寒。通大肠，解燥结，泻实火。虚寒者必须酒制。北方之气，火毒尤甚，生用亦可。务以川黄为佳。西广其性不正，无益多损。久制至黑亦可养阴，以泻为补。

石　膏

极寒，性淡。降胃中实火。煅过可用，否则其性猛而不回。肾亏者大忌。

竹　叶

甘，寒，无毒。清胃，去烦燥。

知　母

苦，寒。滋阴升水，散下焦之热邪，入少阴，治下行上。必须用秋石丹化水拌炒。

黄　柏

苦，寒。泻以补肾，降命门邪火。必须用童便浸一日，洗净，再加蜜蒸，炒黑。泻肝，益胃。

儿　茶

苦，寒，无毒。清胃，除积热，止渴回津。

连 翘

苦，平。退五心烦热，利小肠经。

勾藤钩

甘，微寒，无毒。治肝风，内热可用。外邪未入，不可乱用，反引动内风为害。

蝉 蜕

甘，温。散风，去热。

僵 蚕

咸，辛，微寒。除内风热。拣直者，洗净灰，姜汁拌，炒过用。

元 参

酸，苦，寒。消痈毒，治喉闭，颈中热痰，退无根之火。须同生地用，否则受害不浅。

赤小豆

苦，平，有小毒。除烦，清燥，利小肠。

瞿 麦

苦，寒。消痈毒，利膀胱。

滑 石

味淡，极寒冷。利小便，解心火之热毒。必须太宁者可用，非此害人。火煅，甘草水飞过。寒冬忌之，初受暑者亦忌。恐直入肾经无救。

牙 皂

辛，微寒。通关，散热毒，引药直达患处。

牵 牛

苦，寒，无毒。用之必兼黑白，气血两行之药，其性大攻。

乳 香

辛，苦，温。行血散气，定诸经之痛。瓦上火焙，去尽油用。

没 药

苦，辛，平。破血理气，止痛疗痈。瓦上火焙，去尽油。乳没同用为佳。

麝 香

辛，热。辟秽，通关节，利九窍。小儿丸宜用，切不可过多。当门子为佳。

牡 蛎

咸，平，微寒，无毒。止汗，固精。

糯 米

甘，温。理脾，和中，润燥。

柴 胡

苦，平，性温。解传经实热，少阳经要药，邪未入经不宜乱用。至于升降调经等症用之，必须酒炒，生用反害。软芦者佳。

前 胡

苦，微寒，无毒。伤寒入内俱可用。

升 麻

苦，辛，微寒。升解之要药，治阳明之热，非此不能解。务与干葛同用。至补中益气等方，必须酒炒，兼酒炒柴胡方能同功。

葛 根

甘，平，寒。解肌清热，口干渴者宜用，阳明要药。

白 芷

辛，温。去头痛皮肤之风，除身热疮痒之痹。

桔 梗

苦，辛，温。宽胸膈，理咳嗽，利咽喉，为风火诸药舟楫。

牛蒡子

辛，温。治喉痛，解内风热毒，清痰，利膈。宜炒用。

苏 子

辛，温。宽胸下气，止嗽利痰。寒者宜用，燥者不宜用。

川 贝

须用蘋繁子，味甘，去心中积痰。心中无痰，引痰入络。
去心，姜汁蒸过。

防 风

甘，辛，微温。感冒风邪最宜用。务要选软芦伏风，切开
有金盏银盘香味者。硬芦秋风不宜用。

紫 苏

辛散表邪，疏通寒热。叶则散风寒，梗则入里，兜则通经
行络，子则降气。

薄 荷

辛，温。清头面之火，利寒痰，疏肝木。血症宜忌。龙胆
叶佳。

荆 芥

辛，苦，温。散风，退上焦之火。炒用，可治血风症。

沙 参

甘，苦，微寒。清肺，养肝。久嗽肺痿金受火克者宜之。
白如灯心者佳。土沙参不宜用。肺肾火重者，蜜炙润之。

黄　精

甘，平。益肾，填精髓，固五脏。久服宁神，火不上炎。务须久久蒸晒。每早宜服。

葳　蕤

甘，平。益气，清肺，除烦。五劳七伤，一切虚损。蜜水拌，蒸用。

肉苁蓉

甘，咸，微温。润脏，强阴，益精，长肌肉，暖腰膝。男子泄精余沥，女子带下。务须洗去鳞甲，竹刀切片。再泡至淡味，酒拌蒸一次，瓦上焙干。倘大便闭结，因火盛血枯，洗泡之后生用。

天　麻

辛，温。散通血脉，疏痰气，治诸风掉眩，头痛，湿痹，四肢拘挛，小儿惊痫。务须姜汁久蒸过用。

苍　术

选茅山坚实者。苦，温，性烈。健胃，除湿，发汗，止吐泻，逐痰水，散风湿，去痹瘴，治痿要药。胃热阴燥者忌之，病初起者亦忌用。务须米泔漂软，刮去毛刺。再用米泔泡，春五，夏三，秋四，冬六。泡后洗净，晒干。再加糯米饮煮晒。如此三次。再切①姜片汁炒。或用黑芝麻拌炒。

金毛狗脊

苦，平，入经络。治肾亏脚软腰酸，妇人带症。去毛切片，酒蒸过用。其毛可治刀伤。

---

① 切：抄本作"加"。

巴戟肉

辛，咸，微温。强阴，益精。命火旺者忌之。固肾亏之要药。去心，盐酒浸拌，蒸用。

远　志

苦，温。强阴①，利窍，益精，聪耳，明目，治迷惑健忘。心虚者忌之。务须去心，甘草、碎补二味久煮过，去甘、补方可用。

仙　茅

辛，温，有小毒。强筋骨，益阳，明目，心腹冷气，腰脚挛痹，补虚去湿。相火盛者忌之。

地　榆

苦，酸，微寒。治带下崩漏，肠风下血等症。炒黑用。初起者忌之。

丹　参

苦，微寒。养神定志，通利关脉。心火盛，不寐，烦躁，惊，妇人血热，经不调等症。务须酒蒸用。

白　及

苦，平，无毒。性涩而收，得秋金之令。止肺血，治痈肿恶疮瘰疬，跌扑刀箭汤火疮，生肌止痛，除面上皯②皰③，令人肌滑。

三　七

甘，苦，微温。行血，止血，定痛，治吐。目赤，痈肿，金疮，杖疮，血出不止者，嚼烂涂，或末搽，其血即止。唯旱

① 阴：原脱，据抄本补。
② 皯（gǎn 赶）：皮肤黎黑枯槁。
③ 皰（pào 泡）：皮肤上起的像水疱的小疙瘩。

三七铜皮铁骨，其味有甘，吐血症务要觅此，能生新去旧。其余之三①七，用之必须童便浸过。

蕲 艾

苦，微温，无毒。治崩带，调经安胎，散九种寒郁。生用，治腰膝冷气转筋。炒黑用，加肉桂末和匀，加棉花，用绅缝好，缠在患处，亦能见效。或用此洗亦可。

茵 陈

苦，平，微寒。治风湿寒热，邪气热结，黄疸，小便不利等症。外用，煎水为洗药极妙。

青 蒿

苦，寒，无毒。治骨蒸内热，散解伏暑、疟痢、鬼气、尸痊等症。

益母草

辛，甘，微温。妇人要药。调经顺气，活血养肝，去瘀生新。产前诸症尤宜多服，产后无患。

夏枯草

苦，辛，寒，无毒。治风寒喉闭，胃火上升，阴湿壅结，目珠夜痛等症。

旋覆花

咸，温，有小毒。治阴阳不清，胃气不调，内结不解，胶痰留饮之故，用此旋转治之。噫气虚者慎用。

青葙子

苦，微寒，无毒。治五脏邪气，镇肝明目，去风寒，清内障、青盲、虫疥等症。

---

① 三：原脱，据抄本补。

白鸡冠花

甘，凉，无毒。治痔漏下血，赤白下痢，崩带，赤白可用。

续　断

苦，微温，无毒。治内虚不足，引血调经，妇人胎前产后一切可用。

青　黛

苦，寒，无毒。治时气头痛、大热口渴、火游上焦等症，小儿内热重、口齿生疮、声音不清等症。务要水飞去灰，取浮起者用。

灯心草

甘，寒，无毒，治小儿心烦，泻肺，利阴窍，降心火。蒸汤常服。喉痹烧灰吹之，可以见效。

葵　子

甘，寒，滑，无毒。宣脾利胃，妇食之开骨易生。用酒炒，切不可多用。

王不留行

苦，平，无毒。治风痹内塞，止心烦鼻衄，毒不化，小便不通，下乳汁等症。切不可多用。

葶　苈

辛，寒，无毒。清肺邪，利停饮，肺壅，咳嗽等症。须用甜者。苦者极寒，不可用。

车　前

苦，寒，入肾。治气癃，止痛，通利水道。肾亏轻症者俱不宜乱用。用木通为妙。

萹　蓄

苦，平，无毒。治霍乱，利小便，疗女子阴蚀，小儿魃病，治痔疥，杀三虫等症。

白蒺藜

苦，温，无毒。治诸风，喉痹，头痛，小儿头疮，行血化坚。必须炒，去刺。

沙苑蒺藜

甘，温，无毒。治肾虚腰痛、泄精。务要潼关者佳，形如腰子样，长大中满，色带赤者是。各处所出虽是腰子，形色不同。近时有圆子，万不宜服。临用，洗去土，淡淡盐水炒。秋石化水炒尤妙。

海金沙

甘，寒，无毒。治湿热，白淋，血淋，茎痛等症。真者少，辨明用。切不可过多。

蓖麻

辛，平，有毒。治偏风不遂，口眼歪斜，失音口噤，头风耳聋，舌胀喉痹，脚气肿毒，丹瘤稀痘，女子胞衣不下，子肠挺出。通关窍，消肿拔毒。去壳，取仁，捣泥，俱用纸开贴。切不宜入口。

常山

苦，寒，有毒。治伤寒，瘟疟，鬼毒，胸中痰结，项下瘿瘤等症。时行平疟，不宜乱用。

蜀干漆

辛，平，有小毒。治久疟，血结腹中，癥坚痞积。陈久干者，务要火煅存性方可服，否则害人。

藜芦

辛，寒，有毒。治上膈风涎风痫，小儿鼾齁痰疾等症。切不宜多用。

川乌头

性温，有小毒。治诸风，风痹，半身不遂，除寒冷，温脏腑，去心下坚痞，除阴湿，行经助阳，功同附子而稍缓。其尖可为末服，治风痰、癫痫，取其锐气直达病所。亦须泡制姜汁久蒸，方可用。

白附子

辛，甘，温，有小毒。治头升，解闭音等症。亦须泡制姜汁久蒸，方可用。

射干

苦，平，有毒。治喉痹咽痛，消痰散结，开胃下食，破瘀行血，阴火上冲等症。

急性子

即凤仙花子。

苦，寒，微毒。治小儿急惊风，兼治产积块噎膈，透骨通窍。其根治惊风尤妙，第不可多用。务须用上白花者，红花切不宜用。

覆盆子

甘，平，无毒。益肾，缩小便。男子阴痿，能令坚。女子食之，能有子。

使君子

甘，温，无毒。治小儿五疳，小便白浊，杀虫，止泻，健脾，除虚热。又治小儿疮疥等症。

牵牛子

苦，寒，有毒。下气，治脚疾，水肿，攻坚。有黑白二种，气血两行，用之宜兼。其性猛，切不可多用，亦不可常用。

白葛花

性清，寒。能解酒，治肠风，清胃，下血等症。

川萆薢

苦，平，无毒。治腰脊骨节手足风湿，分清膀胱等症。

土茯苓

甘，淡，无毒。和脾胃，强筋骨，去风湿，利关节，止热泻，治疮痈，解铅粉、银朱毒等症。

威灵仙

苦，温，无毒。性通行遍身经络，引药无不可到，开闭攻坚皆可为使。治误食鸡者受害，非此不解。

防 己

辛，平，无毒。治湿热，水肿，脚气，中风，口眼歪斜，止泄散痈。性可至脚根。

白通草

辛，平，无毒。益心无烦，止渴退热，散头风，利膀胱，明耳目，行血瘀，催胎，调经，下乳等症。

南 藤

辛，温，无毒。治风湿，强腰脚，除痹冷。冬月浸酒服。

金银花

甘，寒，无毒。散热解毒，无不可用。脾气弱有湿者忌之。

菖 蒲

辛，温，无毒。治风寒湿痹，中恶卒死，癫痫，咳逆，耳聋，痈疮，温胃止利。久服，轻身益志。

海 藻

苦，咸，寒，无毒。治瘿瘤，结气，下骨鲠。

海　带

咸，寒，无毒。治水肿瘿瘤，结气恶疮。

昆　布

咸，寒，滑，无毒。治水肿瘿瘤，结气恶疮。

石　斛

甘，苦，无毒。调内热，滋阴火。初起风火症切不宜用，恐引邪伤阴，变为内伤。无病者可用，强阴益精。

羌　活

辛，苦，温。伤寒门要药，太阳、厥阴、少阴，表里俱用。生则散除内风、内热，并疏通经络。务要水酒浸一时，同入。重用无害。

藁　本

辛，温。散表，专治头风眼症。

麻　黄

苦，辛。升散，寒热两闭，非此不能解散。加蜜炙用之为润肺。其根又系收敛止汗之要药。

细　辛

辛，温。开窍，止齿痛，与生地同用方可。

骨碎补

苦，温，无毒。治肾①经之火，内开经络劳伤者，阴阳之中可以为使。

黑芝麻

甘，平，无毒。补中益气，润脏养肺，止心惊，耐寒暑，逐风湿，催胎，涂发。

---

① 肾：原作"神"，据抄本改。

白芝麻

甘，大寒，无毒。治虚劳，滑肠胃，通血脉，润肌肉。乳母服之，儿子少病。

麻　油

甘，微寒，无毒。润大小肠，产前宜食，则无难产之患。傅癣疥，杀虫毒。

小　麦

甘，微寒，无毒，除客热，止烦渴，养肝，止吐血漏血，能令女人易孕。陈者煎汤饮，止虚汗。烧油涂诸疮火伤。

浮　麦

甘，咸，无毒。益气除热，止自汗盗汗，骨蒸虚热。

荞　麦

甘，平，寒，无毒。降气宽肠，除积滞。以粉傅小儿痘疮。

粳　米

甘，平。益气，止烦，止渴，止泄，温中和胃。

御　米

甘，平。治泻痢，润燥，去风邪痰热。其壳酸涩，微寒，止泻痢，固脱肛，治遗精久咳，止心腹筋骨诸痛。

黑大豆

甘，平。逐水胀，除胃中热，散结去瘀，解诸药毒。炒黑浸酒，治产后诸疾。其壳养阴。

黄大豆

甘，温。宽中下气，利大肠，消水肿，涂痘后痈。

绿　豆

甘，寒，无毒。煮食，消肿，下气，解热，治痘毒。痘疮不结痂者研粉扑之。

黑豇豆

甘，咸，平，无毒。养肝，和血，补虚。妇人产前产后煮汤，宜常服。久煨姜引，略入盐少许。

淡豉

苦，甘，寒，涩。治时疾热病，发汗除烦，下气发斑，呕逆。

陈仓米

咸，酸，温，无毒。补中益气，除烦调胃，止泄痢。

韭

辛，微酸，温，涩。煮食，温中下气，益阳和脏，解诸虫毒。根捣汁同童便开水冲，能止血下行。

葱

辛，平，温，无毒。根须汁，达表和里通乳，节制鱼犬一切毒。

薤白

辛，苦，温，滑。治少阴病厥，下气行血，利产，去骨鲠。

大蒜

辛，温，微毒。通脏达窍，去寒解暑，化积消痈。

云台即油菜

辛，温，治风游乳痈，破癥瘕，产后瘀血。

菘菜

甘，温。通肠胃，除烦，解酒，消食，下气，治瘴。

芥菜

辛，温。通肺豁痰，开膈胃，治咳逆，下气，去头面风。其子辛热，温中散寒，治胃寒咳嗽，散痈瘀。

莱菔

辛，甘。宽胸膈，利大小便，化痰消导。其子辛甘，下气定喘，消痹除胀。

蒲公英

甘，平，无毒。治牙风，妇人乳节，一切风肿等症。

百合

甘，平，无毒。补中益气，温肺止嗽，养心益志，除虚烦，治产后血晕等症。

竹笋

甘，微寒。利膈下气，化热消痰。血症宜忌。

冬瓜

甘，微寒。益气润肠，滋阴养火。

丝瓜

甘，平，无毒。通经络。秋后不宜服，其性寒冷伏内。留种干老者，妇人经闭成劳，用囊，去子去皮，炒黑，酒调服。

桃仁

苦，甘，平，无毒。治血结，血闭，血燥，润大肠。

梨

甘，寒。润肺凉心，止热嗽，解渴，消痰，清火，肺痈要药。

木瓜

酸，温，无毒。和胃，滋脾，益肺，治脚气、霍乱、转筋，止泄。

柿饼

甘，寒，涩。清胃火，解酒毒，止渴。

柿霜

甘，平。清胃降火，解上焦之热，生津利痰。

柿 蒂

性涩平。治咳，止逆，顺气。煮汁服。

石 榴

甘，酸，温。治咽喉燥渴。其皮能止痢下血，治筋骨风痛。

青 皮

苦，辛，温。治气逆下食，破积结，消乳肿，泻肺疏肝。

橘 核

苦，平。治乳疬，散膀胱阴寒之气所因结而痛，皆可炒用。

枇杷叶

苦，平。专治伏火伤肺，咳嗽气喘者可用。临用，务看制法。外感咳嗽切不宜用。

白 果

甘，苦，平，涩。温肺益气，降痰，消毒，杀虫。

荔 枝

甘，平。止烦渴，通神，益智，健气，治瘰疬疔肿，发小儿痘疮。其核甘温涩，治心痛，小肠疝气，妇人血气痛。其壳治痘疮出不快。

龙 眼

甘，平。开胃益脾，补虚长智。

榧 实

甘，平，涩。治五痔，去虫，消积，助筋骨。

松 子

甘，稍温。养心，润肺，止咳，肥五脏。

大腹皮

辛，微温。下一切虚胀，止霍乱，通肠，缓脾，开胃，调中，利湿，脚气，痞满，胎气不调等症。

川　椒

辛，温。散寒，除湿，解郁，消宿食，温脾胃，补命门，杀虫，止泻。

毕澄茄

辛，温。治一切冷厄，痰癖，霍乱等症，宜少用。

吴茱萸

辛，温，有小毒。温中下气，止痛除湿，逐邪止痛，产后心腹痛等症，宜少用。

甜瓜蒂

苦，寒，有毒。治风热，痰涎，癫痫，头痛。

甘　蔗

甘，平。下气，和中，助脾，消痰，止渴，除烦热，解酒毒，止呕，宽胸。

稀沙糖

甘，温。和中，助脾，缓肝气，解大小肠热毒，并解烟毒。妇人酒调行经，产后去瘀等症。

莲　子

甘，平，涩，无毒。交心肾，厚肠胃，固精健脾等症。其心可去心火。

藕

甘，平，微热。其节散积血。须用陈者，新则带燥。粉能补虚。

莲　心

苦，寒。清心去热，止血，止产后渴。

莲　须

甘，涩，温。清心，通肾，固精，乌须发，悦颜色，益血，止血。

莲　花

苦，甘，温。镇心益色，治一切疮毒。贴之催生，用一瓣书本人名字，吞之即产。

莲　房

苦，涩，温。治血胀腹痛，止血崩血溺。

荷　蒂

苦，平。安胎，去恶血，消水肿，发痘疮，治吐血。

芡　实

甘，平，涩。补中，开胃，益精，强智，止渴，治白浊、遗精、带下。

大全蝎

性温，有毒。本来用卤水制之，临用，务再加清水浸洗三次。去尾去足，再加水酒浸漂一旦夜，用龙脑叶浸湿包好，入瓦上焙干至酥。

秦　艽

苦，平，无毒。治诸风寒，湿热，酸痛，虚劳，骨蒸等症。

独　活

苦，甘，平，无毒。治诸中风湿热，通经络。下行之性，肾亏者忌之。

苦　参

大苦寒之性，治湿热黄疸，消肿。洗用，服药。内唯恶疮用之。

白鲜皮

苦，寒，无毒。通关节，治天行时气大热，疮毒黄疸，小儿惊痫，洗妇人产后阴肿。亦不宜常用。

元胡索

辛，温，无毒。行血。妇人月经不调，产后血瘀成块，不能化解，用猪胰子油久蒸三次，重用，方能取效。其余所用亦要酒蒸。

茅　根

甘，寒，无毒。治淋，客热，血闭等症。

白蔻仁

辛，大温，无毒。温冷寒，益脾胃，理元气。壳能宽膈。

益智仁

辛，温，无毒。益智，安神，达肾。用盐水炒。壳不宜用。

破固芷①

辛，大温。治火虚肾亏，下寒腰痛等症。务要米泔漂一日，洗净，晒干。青盐化水拌炒，或盐水炒亦可。

莪　术

辛，温，无毒。行气破坚，通肝解郁，妇人闭经等症。

三　棱

苦，平，无毒。行血解结，消积去癥，妇人经痛。与莪术同用，方能见效。

泽　兰

苦，微热，无毒。治一切积血。症实者可用，虚者不宜用。根取白色者，红根不可用。

香　薷

辛，微散。治霍乱，解暑要药。细花香薷为佳。

---

① 破固芷：破故纸。

柏子仁

甘，平。养心润肾，安魂益智，治小儿心惊虚怯。务宜新的，陈久者不宜用。饭上蒸，去尽油，切不可炒。

侧柏叶

苦，微温，无毒。治肺胃之火上升，痰中带红，鼻中流红，兼去湿痹。

辛夷花

辛，温，无毒。温中散利，治一切鼻病，通肺气。

沉 香

辛，温。下降，治一切冷厄气逆，温中达肾等症。

阿 魏

辛，温，无毒。杀诸虫，解臭气，破癥积，碎瘟，治疟，除邪鬼蛊毒等症。

芦荟①

苦，寒，无毒。治积热烦闷，明目镇心，小儿惊风癫痫疳积等症。

川杜仲

辛，平，有毒。治虚损腰痛，补火坚筋。务要切片，盐酒蒸，再炒断内丝。其丝有毒。有种黄丝者最佳，近时不见。

臭椿皮

苦，温，无毒。专治便红。

真珍珠

性温。有宝光者佳，死白色坚石者不宜用，小者不能打眼者俱可用。用之务先晚贯入鸡食，次早将鸡杀，取肠，内漂洗

---

① 荟：原作"会"，据抄本改。

出珠。务再洗尽秽，加灯心同煮一日。细研，用水飞，取浮起者。不能起者，再研再飞。

槐　实

苦，寒，无毒。治大肠风热、内痈、便毒等症，酒炒用。花能杀虫，散风，洗五痔。

白榆皮

甘，平，滑利，无毒。治肠风，杀虫，止痛，小儿疳泻。宜少用。

苏　木

甘，咸，平，无毒。治妇人月候不调，蓐劳，痈肿，跌扑，瘀血不行。

巴　豆

辛，温，有毒。治伤寒，瘟疟，癥瘕，留饮，排脓，消肿，杀虫，治恶疮，女子闭经烂胎，小儿热惊风。务选白仁，去壳，用纸包数重，木杵捣去油，至纸上无油为度，方可入服药。外治不必。

酸枣仁

酸，平，无毒。治心虚多汗，神怯不寐①等症。务要炒赤色用。生治久寐不醒，火甚用之。

萸　肉

酸，平，无毒。温肝强阴，通血脉及月经无度。

金樱子

酸，涩，平，无毒。专治遗精。务要刮去外刺并内毛子，方可用。其毛子伤肺，受害不浅。

---

① 寐：原作"昧"，据抄本改。下同。

郁李仁

酸，平，无毒。专治大肠滞气燥结者。

女贞子

苦，平，无毒。养肝益肾，血中之要药。务要冬至日向阳者，取之晒干，酒拌蒸晒数次，方可用。夏至日取旱莲草洗净，晒干，酒蒸。二味名二至丸。男女俱可常服。

五加皮

辛，温，无毒。治一切风湿，阴痿，脚疾等症。酒蒸用。

枸杞子

甘，平，无毒。滋肾养神，坚筋益精，大补中之①要药。

白茶花

治吐血，衄血，肠风等症，俱可用。

茯　神

甘，平，无毒。治五劳，止惊悸，益智养神。加人乳蒸晒数次尤妙。

琥　珀

甘，平，无毒。安五脏，定魂魄，杀精魅邪鬼，消瘀血，明目去翳，治产后血枕痛。灯心水摩汁用。

白雷丸

苦，寒，有毒。治小儿积热痞症。少用，务要白者。若黑者，杀人无救，慎之。

淡竹茹

甘，微寒，无毒。治伤寒实热，小儿惊痫，妇人火甚动胎。

---

① 中之：原作"之中"，据抄本乙正。

淡竹沥

甘，大寒，无毒。治中风不语，热痰不清。与姜汁同用。

仙人杖

咸，平，无毒。治呕逆，小儿吐乳、惊痫并夜啼。置身伴睡。此系将成竹之笋立死者，色黑如漆。

蜂 蜜

甘，平，无毒。理肺，润肠。白者为佳。

白 蜡

甘，滑，无毒。顶坚白者佳。治热痢不能解，开水化为丸，药汤送下，可见速效。外治之症，无不可用。

五倍子

酸，平，苦，涩。敛肺，降火，化痰。务要制去涩味，方可用。外治之法不必制。

桑螵蛸

咸，甘，微毒。治疝瘕阴痿，利小便，益精。务要用桑叶久煮去虫，方可用。

癞①虾蟆

辛，凉，微毒。治小儿丁奚，痞症，积热等症。务选黑眼珠者，腹内多贯砂仁，明雄黄贯好，用粗线吊前脚阴干，晒干亦可。火煅透存性，方可服。

龙 齿

凉，涩，无毒。镇心，宁神。务要火煅酥，醋淬。

龙 骨

涩精固肾，亦必须煅酥醋淬用。

---

① 癞：原作"獭"，据抄本改。

蛇蜕

咸，平，有毒。治催生头往下退者可用，并小儿惊痫，妇人吹乳。

鲤鱼

甘，平，无毒。煮食，治咳逆水肿，妇人怀妊身肿，胎气不安。

海螵蛸

咸，微温，无毒。治催生开骨之要药。女子血闭，阴肿，久疟，消瘿，傅小儿疳痘疮，并涂汤火跌扑等伤。

龟板

甘，平，无毒。至寒之性，滋阴降火，治劳倦烦躁，咳嗽骨蒸，妇人产难催生，小儿囟门不合。熬膏尤能养阴。龟肉属阳，板属阴。火炙酒淬用。

鳖甲

咸，平，无毒。除久疟，化坚，去五积。火煅醋淬，心下积块。用卤砂化水淬，妇人癥瘕骨蒸等症。鳖肉属阴，甲属阳。火炙醋淬用。

蛤粉

咸，寒，无毒。清热，利湿，化痰，定喘，消肿，治白浊瘿核，并妇人一切血病。

五灵脂

甘，温，微毒。治妇人经痛，男女心腹胁痛。女不宜多用，多则难受孕。务要醋炒。

秋石丹

咸，温。滋肾水，润三焦，养丹田，治骨蒸、咳嗽、白浊。为滋阴降火之圣药。

辰　砂

体阳性阴，色赤属火，镇心，泄心，治恐惧、心忡、惊风等症。务要镜面劈珠砂打碎，用粗纸捲，入火烧，去灰。将砂贯入猪心内久煮，取出细研，至无光为度。再用水飞去黄油尽，饭上久蒸，收贮可用。

滑　石

利窍，渗湿，清火，益气，降心火，利肺热，上开腠理，下走膀胱，为足太阳经本药。消暑，通乳。肾亏者切不宜服。用之务要太宁滑石。火煅透，入甘草汤内淬过。再加水飞，取浮起者晒干收贮，方可服，无碍。否则必有后患。

朴硝芒硝

辛能润燥，咸能软坚，苦能下泄，寒能除热。朴硝性急，芒硝性缓。治阳强伤寒，脏腑极热等症，方可用。气血两亏者，切不宜用。

元明粉

辛寒而冷，去胃实热，肠中宿垢，大便闭结等症。即芒硝贯入苦瓜内，放阴处。俟立冬后硝①霜发出，取霜，名②元明粉。有用冬瓜贯者，其性稍缓。

磁　石

辛，咸，色黑属水，能引肺气入肾。补肾益精，除烦热，通耳明目，治骨节疼痛，惊痫肿核，误吞金铁，止金疮血。其石要坚结能吸③铁者方真。服药之内，务须必久煅醋淬透为末，水飞为引。多用，整块亦须煅过。

---

① 硝：原作"消"，据抄本改。
② 名：原作"明"，据抄本改。
③ 吸：原脱，据抄本补。

礞　石

甘，咸，有毒。专治火痰实热入肝，治惊痫要药。脾亏气弱火虚者禁用。用之必须火煅醋淬水飞。

雄　黄

辛温解毒，得正阳之气，搜肝强脾，辟①邪去瘴，杀虫解毒。有二种。一雄黄，二雌黄。同管伴入水缸内，解水毒瘴。又有一种名雄精，最难得，能转阴为阳。

白明矾

酸咸而寒，性涩带收，追涎，化痰，坠浊，解水毒，杀虫，治惊痫。

百草霜

辛，温。百草霜者，火烧百草之性，锅底烟煤。治一切血症，产后去瘀之要药，并治积块症尤有妙处。胎动见血，安胎药内加入三分可以安胎。万不可多，只可三分，多则行血。用药之轻重大矣。

伏龙肝

辛，温。即灶心土烧至四五年者可用内。小儿久泻，生内热，去湿，燥胃，和脾，催生，降胎等症。

---

① 辟：原作"劈"，据抄本改。

总 书 目

本　草

方　书

卫生编

袖珍方

仁术便览

古方汇精

圣济总录

众妙仙方

李氏医鉴

医方丛话

医方约说

医方便览

乾坤生意

悬袖便方

救急易方

程氏释方

集古良方

摄生总论

辨症良方

活人心法（朱权）

卫生家宝方

寿世简便集

医方大成论

医方考绳愆

鸡峰普济方

饲鹤亭集方

临症经验方

思济堂方书

济世碎金方

揣摩有得集

亟斋急应奇方

乾坤生意秘韫

简易普济良方

内外验方秘传

名方类证医书大全

新编南北经验医方大成

临证综合

医级

医悟

丹台玉案

玉机辨症

古今医诗

本草权度

弄丸心法

医林绳墨

医学碎金

医学粹精

医宗备要

医宗宝镜

医宗撮精

医经小学

医垒元戎

医家四要

证治要义

松厓医径

扁鹊心书

素仙简要

慎斋遗书

折肱漫录

丹溪心法附余

叶氏女科证治

妇科秘兰全书

宋氏女科撮要

茅氏女科秘方

节斋公胎产医案

秘传内府经验女科

外科百效全书

外科活人定本

外科秘授著要

疮疡经验全书

外科心法真验指掌

片石居疡科治法辑要

儿　科

婴儿论

幼科折衷

幼科指归

全幼心鉴

保婴全方

保婴撮要

活幼口议

活幼心书

小儿病源方论

幼科医学指南

痘疹活幼心法

新刻幼科百效全书

补要袖珍小儿方论

儿科推拿摘要辨症指南

外　科

大河外科

外科真诠

枕藏外科

外科明隐集

外科集验方

外证医案汇编

伤　科

伤科方书

接骨全书

跌打大全

全身骨图考正

眼　科

目经大成

目科捷径

眼科启明

眼科要旨

眼科阐微

眼科集成

眼科纂要

银海指南

明目神验方

银海精微补

医理折衷目科

证治准绳眼科

鸿飞集论眼科

眼科开光易简秘本

眼科正宗原机启微